# スヌーズレンの
# 基礎理論と実際
― 心を癒す多重感覚環境の世界 ―

**第2版 復刻版**

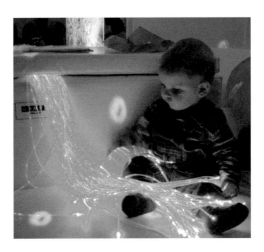

クリスタ・マーテンス [著]
姉崎　弘 [監訳]
マティーアス・アンデルス [訳]

学術研究出版/ブックウェイ

Sonoezelen – Eine Einführung in die Praxis (Snoezelen in action) B 1196
by Krista Mertens
Copyright © 2003 by SolArgent Media AG, Basel
Japanese translation rights arranged with
verlag modernes lernen Borgmann GmbH & Co. KG
through Japan UNI Agency, Inc., Tokyo.

# 第2版復刻版の監訳者まえがき

　2013年に大学教育出版から刊行した本書『スヌーズレンの基礎理論と実際―心を癒す多重感覚環境の世界―（第2版）』がすでに絶版になっていることから、読者からも早く復刻版を読みたいという声を以前からいただいていた。この度、学術研究出版／ブックウェイから第2版の復刻版として本書をリニューアルし刊行できることは、監訳者として誠に嬉しい限りである。今回の刊行に際して、日本語訳を再度若干見直し、より適切な訳になるように修正を加えた。

　著者のクリスタ・マーテンス博士は、前ドイツ・フンボルト大学リハビリテーション科学研究所教授である。2002年にフンボルト大学で創始者の一人アド・フェアフールと共にISNA（国際スヌーズレン協会）を共同で設立し、世界に向けてスヌーズレンの理解啓発と研究の推進を図っている。

　マーテンス博士は、オランダでスヌーズレンが始められると、一早くオランダに赴き創始者たちと親交をもち、自らスヌーズレンを実践するとともに、それを科学的に研究し理論化を図っている。マーテンス博士は、スヌーズレンを実践と理論の両面から研究してきた数少ない研究者の一人である。

　本書では、スヌーズレンを「レクリエーション」のみならず、「セラピー」や「教育」としてもとらえている。創始者は、当初スヌーズレンをリラクゼーション、いわゆる安らぎを与える活動としてとらえていたが、マーテンス博士は当初より、スヌーズレンのセラピーや教育としての側面に注目してきた。私自身も、スヌーズレンの教育的側面に着目して、2003年の第2回国際スヌーズレンシンポジウム（オランダ大会）において研究発表を行っている。今日の世界の認識は、スヌーズレンは「レクリエーションのみならず、セラピーや教育としても活用されている」というものである。このことは、今日創始者も認めているところである。

本書は、前半が理論編、後半が実践編からなっている。理論編は「スヌーズレンの神経学的基礎」「スヌーズレンにおける介護者と教師」「スヌーズレンの中で対話を行うこと」「スヌーズレンが適用される領域」「スヌーズレンの特別な内容と目的」から成る。中でも、スヌーズレンの実践を行う介護者や教師には、脳の神経学的基礎理解が不可欠とされている。また実践編は「スヌーズレンの実際的な単元の使用法」「スヌーズレンの実際的な単元（20の単元）」「付録」から成る。各単元では、単元ごとの目標および段階・時間・目的・内容・準備物（音楽）の項目に沿って、実際の展開例を写真を交えてわかりやすく解説している。スヌーズレンを実践する人々は、この実践の各単元から参考となる情報を入手することができると思われる。

　本書の翻訳は、「はじめに」から「第2章」までを姉崎　弘が、「第3章」と「付録」をマティーアス・アンデルスが、それぞれ担当した。マティーアス君は、元フンボルト大学の学生でドイツ語と英語と日本語に精通し、2008年に私がフンボルト大学に留学した際にも、ドイツ語と日本語の通訳を担当してくれた私の友人である。

　本書が、スヌーズレンの基礎を理解し実践しようとする福祉・医療・教育などの分野の人々の教科書あるいは手引書として、広く活用されることを願うものである。最後に、本書の出版に際して、学術研究出版／ブックウェイの湯川祥史郎取締役ならびに黒田貴子氏には、本書の企画から編集まで大変お世話になった。心から感謝申し上げる次第である。

2015年8月3日

監訳者　姉崎　弘

# 監訳者まえがき

　本書は、Krista Mertens, Snoezelen - Eine Einführung in die Praxis -, 2003, verlag modernes lernen-Dortmund のドイツ語版の全訳である。

　私は、2008年に文部科学省の「平成20年度大学教育の国際化加速プログラム」に採択され、国費によりスヌーズレンの研究調査のため、ドイツ・ベルリンにあるフンボルト大学教授のクリスタ・マーテンス博士の研究室に留学した。マーテンス博士とはすでに前年のカナダで開催された第5回国際スヌーズレン・シンポジウムで親しくさせてもらっていた。マーテンス博士は、スヌーズレン研究の世界の第一人者であり、ISNA（国際スヌーズレン協会）の共同代表も務めている。私がフンボルト大学に赴いた際、マーテンス博士がすでに出版されていたスヌーズレンのドイツ語の著書の英語版を近々出版する予定であることを知り、ぜひ本書を日本語に翻訳し日本で出版したい旨を願い出て、今回翻訳書の出版に至った次第である。マーテンス博士に心から感謝したい。本書は、日本においてスヌーズレンを理論と実践の両面から学術的かつ体系的に紹介した最初の専門書といえる。

　スヌーズレンは、1970年代にオランダでヤン・フルセッヘとアド・フェアフールが中心になって開発したものである。当初は、重度知的障害者の日中の生活の質を高めるレクリエーションまたはレジャー活動として取り組まれたものである。スヌーズレン（Snoezelen）の語源は、「クンクンにおいを嗅ぐ」というスヌッフェレン（Snuffelen）と「ウトウトする」というドゥズレン（Doezelen）という2つのオランダ語からなる合成語である。さまざまな器材を用いて、視覚・聴覚・触覚・嗅覚などを心地よく刺激する多重感覚環境を創出して、興味ある活動を引き出したり、あるいは、リラックスを促したりする活動である。その後オランダからヨーロッパ各国に広がり、北米やオーストラリア、アジアに広がり、日本でも10年程前から重症児施設や知的障

者施設、特別支援学校、病院さらに個人宅などにも広がり、年々スヌーズレンを取り入れるところが増えてきている。

　マーテンス博士は私のベルリン滞在中、度々コンサートに誘ってくれた。シャルロッテンブルグ宮殿では、ウィークデーは毎夜クラシック・コンサートが開かれていた。コンサートの始まる前に、近くにあるカフェテリアで2人でスヌーズレンの話をしていると、マーテンス博士が、スヌーズレンにはレジャーの他に、セラピーや教育としての側面があることを信念をもって力強く話してくれたことを昨日のことのように思い出す。実は私も日本での重症児へのスヌーズレンの実践研究を通じて、以前からまったく同じ考えを持っていた。私たち2人は、スヌーズレンの概念についてまったく一致した考えを持っていることがわかったのである。

　本書の中でも述べられているように、今日では、スヌーズレンはレジャーだけではなく、セラピーや教育としても認識されるようになった。これまで日本では、スヌーズレンをレクリエーションまたはレジャーとしてのみとらえ、利用者が介護者と共にその場を自由に楽しむ活動とされてきた。しかし、今日では利用者が介護者と共にその場を自由に楽しむだけではなく、病気のある人や心理的に不安定な人、障害児者などに対して、治療や発達促進を目的にしたセラピーや教育活動として積極的に活用しようとする取り組みが世界中の至る所に広がってきている。したがって、わが国でも、今後病院や学校などでスヌーズレンによる治療や教育の利用ニーズが高まるものと思われる。スヌーズレンの創出する環境は、今日、病気のある人や障害児者はもちろんのこと、何らかの生きづらさを持つすべての人びとの心を癒してくれる、正に「心のオアシス」といえるであろう。

　本書は、主にスヌーズレンに関する基礎理論と実際の取組みの2つから構成されている。スヌーズレンを実践するためには、その基礎になる脳の神経学的な理解とスヌーズレンルームおよび各種の器材・用具の使用方法等に関する理解が不可欠である。また実際の取組みを20の単元に分けて詳述している。これらの単元は、いずれもマーテンス博士が学生と一緒に実際にスヌーズレンルームでさまざまな人びとを対象に実践した内容を詳細にまとめたものである。

日本では、これまでスヌーズレンに関する専門書がほとんどなかったことから、スヌーズレンが正しく理解され活用されているとは言えない現状がある。その意味で、病院や学校、福祉施設等で、これからスヌーズレンを実践する際には、本書が最適な手引書の役割を果たすであろう。

　本書の訳出は、「序文」と「はじめに」、「第1章」、「第2章」および「第3章第1節」を三重大学大学院教育学研究科の姉崎が担当し、「第3章第2節」と「付録」、「著者について」をフンボルト大学でスヌーズレンを卒業研究のテーマにし、ドイツ語と英語、さらに日本語にも精通しているマティーアス・アンデルスが担当した。特に、本書を出版する上で、マティーアス君の協力は不可欠であった。心から感謝したい。また訳出の作業では、第3章の訳文の一部を三重大学教育学部特別支援教育専攻3年生の生駒隆幸、伊藤果葉、田中まみ、都築　愛の4名が、より的確な日本語に修正してくれた。学生諸君に感謝する。そして最後に、訳出した原稿の全部を姉崎が原文と丁寧に照合してリビューした。また本書中の表記法として、例えば、3.2.11章の表記は、第3章の3.2.11を表していることを付言しておく。

　訳出にあたっては、原著に即してできるだけ忠実に、原著者の真意を読者に伝えるように努力したつもりである。しかし、何分にも浅学菲才で、思わぬ誤訳や十分に意をつくしえなかった箇所があるのではないかと懸念している。こうした点は、すべて監訳者の責任であるが、ご指摘、ご叱正をいただきたくお願いする次第である。

2009年9月15日

　　　　　　　　　　　　　　　　　　　　　　　　　監訳者　姉崎　弘

## 日本語版への序文

　スヌーズレンは、ますます多くの世界的な注目を集めている。最近の徴候としては、スヌーズレンルームがすべての大陸の多くの国々で設置されるようになり、シンポジウムの講演者や参加者が世界的に広がり、国際的な学術誌に多くの論文が見られるようになった。

　大学や公立学校、障害者施設、高齢者の住居その他にあるスヌーズレンルームの設置と器材に関する文献を提供することは大変重要である。姉崎弘教授は、ヨーロッパとアジアとの間の「スヌーズレンのかけ橋」であり、理想的な橋の建築家といえる。

　姉崎教授は、2008年にベルリン（ドイツ）にある私のフンボルト大学リハビリテーション科学研究所を訪問した一科学者であった。

　私がこれまでスヌーズレンに関して発展させてきたこと、継続的な研究によって明らかにしようとしたこと、来たるべき年に向けての計画を、私は姉崎教授に示すことができた。私たちは、スヌーズレンについてのヨーロッパと日本という異文化間の面に関しても実り多い議論をした。

　さらに、姉崎教授は、デンマーク、スウェーデン、オランダおよびスイスでもいくつかのスヌーズレン施設を訪問した。それは他のヨーロッパ諸国で、スヌーズレンの概念についてより多くの情報と特別な示唆を得るためであった。

　この度、姉崎教授が、私のフンボルト大学での教え子であるマティーアス・アンデルスといっしょに私の本（それはドイツ語と英語ですでに出版されている）を日本語に翻訳してくれたことは私にとって非常に嬉しいことである。おそらく本書は、障害者や病気のある多くの人びと、さらには支援を必要とする健康な人々を援助し、このスヌーズレンを日本でさらに普及させるために貢献するものと信じる。

2009年5月18日

　　　　　　　　　　ベルリンにて　クリスタ・マーテンス

# 序　文

　パダーボーン（ドイツ）の近くのシュロス・ノイハウスの知的障害児学校の献身的な前校長のハインリッヒ・ポーリックは、スヌーズレン（Snoezelen）の特別な感覚上の体験について、その気持ちを私に話してくれた。彼は、スヌーズレンルームを訪問することのできたオランダで、多様な機関との接触を行った。保育所、精神医学的な機関―プールの中にスヌーズレンルームがあった所―そして、障害者をケアしている他の機関である。私がおよそ30年前、オランダのハルテンベルクセンター（Centre De Hartenberg）でアド・フェアフール氏に会ったのは、このことを通してであった。私は、大方のオランダ人と特にアド・フェアフール氏の心の広さ、創造力、有益性、寛容と寛大さに深く感動した。それ以降数年間、私たちはスヌーズレンについての考え方と方法について意見を交換し合った。

　まずはじめに、アド氏は科学的にスヌーズレンを実証する必要があるとは思っていなかった。しかし、彼はスヌーズレンの有効性の検証がスヌーズレンに関する認知を広げるための方法として必要であるとすぐに理解した。そうしているうちに、私たちは共同で仕事を始めたのである。

　ベルリンのフンボルト大学（ドイツ）は、スヌーズレンの研究を目的としてスヌーズレンルームを設置した唯一の大学の機関である。国際スヌーズレン協会（ISNA）は、ベルリンのフンボルト大学における国際スヌーズレン・シンポジウム「スヌーズレン―多くの国―多くの概念」の開催の場において、2002年10月に設立された。インターネット上で、定期的なイベントやトレーニング・コースと成人教育に関する情報、そして専門の文献と部屋の器材、さらにその設置に関するアドバイスを見つけることができる。しかしこれらの記事は、本書の代わりにはならない。本書は、スヌーズレンの20の実際的な単元構成に基づいて、スヌーズレンの適用が可能な幅広い分野を初めて例

示している。2002年にミケール・シャピロ氏は、実践者（Shapiro / Bacher 参照）のためにスヌーズレンの一般的な概説を説明する英語の小冊子を出版した。シビル・グンテル氏は、主に小さな子ども向けにスヌーズレン器財とストーリーを作るためのアイデアを盛り込んだ本を出版した（Gunther 2002参照）。私はアド・フェアフール氏と協力して、感覚の意識を促進する分野での私の研究を通じて、今年さらにスヌーズレンに関する3冊目の本を出版したところである。

　私は、スヌーズレンルームがちょうど回復とリラクゼーションを促進するのに役立つばかりか、発達を援助することができるということを発見した。私は、この発見によって多数のトレーニングと成人教育のイベントに出席し、そして参加者にスヌーズレンの概念を伝える立場にあった。ベルリン、ワーシュタイン、バンベルクとニュールンベルクにおける参加者の創造的で前向きな協力に大変感謝したい。私は、工学士のペギー・ウィッキィに感謝したい。彼女は、基本的なホワイトルーム（白い部屋）のデザインに関する私の提案をもとに実際に設計し、彼女自身、スヌーズレンの「哲学」をよく知るように努めた。そして、部屋のデザインの要素の中にそれを取り入れた。ライヒ夫人（ニュールンベルクの高齢者のための新しいセンターのマネージャー）は、私の高齢者への理解を手助けしてくれた。私は、高齢者のための素晴らしい施設でスヌーズレンルームを計画して設置した。本書で見られるように、高齢者はスヌーズレンの中では、参加している利用者の写真を撮るのが好きである。私は、特別なニーズのある子どもの教師であるシュテファニー・ヘンニケにも、非常に感謝する。彼女は、多くの写真を撮って私の提案の多くを試みてくれた。彼女は、スヌーズレンの中で少年と少女が盛装して踊り、さまざまな場面を演じて楽しんだベルリンのある学校で、1年間に8つのクラスでプロジェクト「オリエント」を実施してくれた。

　デイビッド・オーサーフォーファー氏は、フンボルト大学を退職するまでに挿絵をいくつか提供してくれた。本書の中の実践の大部分の記述と、実例の写真は私がベルリン・コペニックのグルーネートリフト学校で子どもたちと遂行した研究プロジェクトの中で撮られたものである。これらの子どもたちは1年間以上にわたりスヌーズレンルームをよく訪れた。子どもたちの参

加によって、子どもたちが心理的に、そして、情緒的により安定することがわかった。アンジャデイビッド、ドミニク、ジネッテ、ジェシカ、ジュリア、ケビン、マイク、ニナ、シュテファン、ティナ、バネッサと特にアンジェリク、ブレンダ、ジャクリーン、ジェニファーカイ、トムとパトリックといった子どもたちは、我々の心には非常に親愛なるものになった。

　スシ・アニム氏はドイツ語の本書を英語版に翻訳してくれた。そして、シュテファーナ・エーレルトは本書の詳細にわたって校正を行い、大きな手助けとなってくれた。私の学生アシスタントのアンナ・マリア・プレーンは、隅々まで校正を助けてくれた。ハンネローレ・ラウドシュスさん（我々のリハビリテーション科学研究所の秘書）は本書の刊行を快諾してくれた。私はこれらの人びと全員に心から感謝しています。

　私は、皆さんが本書を楽しく読んでくれて、自分自身の仕事に取り入れることのできる、役立つ提案を多く見つけられることを望みます。

　将来は、国際スヌーズレン協会（http://www.isna.de）の世界各国のメンバーが本書をさまざまな言語に翻訳してくれることを願っています。

2008年8月
　　　　　　　　　　ベルリンにて　クリスタ・マーテンス

スヌーズレンの基礎理論と実際
―心を癒す多重感覚環境の世界―
［第2版］復刻版

目　次

第2版復刻版の監訳者まえがき……………………………………… *i*

監訳者まえがき………………………………………………………… *iii*

日本語版への序文……………………………………………………… *vii*

序　　　文……………………………………………………………… *ix*

はじめに………………………………………………………………… *1*

基　　　礎……………………………………………………………… *7*
 1．1　スヌーズレンの神経学的基礎　　7
    脳と神経系　　8
    知覚システム　　11
    見る　　11
    聞く　　12
    においと味　　13
    触れる　　14
    バランスを保つ　　15
 1．2　スヌーズレンにおける介護者と教師　　17
 1．3　スヌーズレンの中で対話を行うこと　　22
 1．4　スヌーズレンが適用される領域　　25
    治療としてのスヌーズレン　　29
    治療的方法としてのスヌーズレン　　30
    教育的な発達支援としてのスヌーズレン　　30
    自由な選択としてのスヌーズレン　　32
 1．5　スヌーズレンの特別な内容と目的　　34

情　　　報……………………………………………………………… *43*
 2．1　スヌーズレンの文献紹介　　44
    リラックスする物語　　48
 2．2　スヌーズレンの音楽　　49

2.3　スヌーズレンルームの計画と設置　51
　　2.4　スヌーズレンの器材　57
　　2.5　スヌーズレンルームの安全対策　58
　　　　スヌーズレンルーム全体について　58
　　　　スヌーズレンの器材　60
　　　　スヌーズレンの電気器材　61
　　　　スヌーズレンルームの利用者　62
　　　　スヌーズレンの介護者または指導者　64

実　　践…………………………………………………… 67
　　3.1　スヌーズレンの実際的な単元の使用法　68
　　3.2　スヌーズレンの実際的な単元　72
　　　　3.2.1　スヌーズレンの部屋に慣れる　74
　　　　3.2.2　部屋を探検する　78
　　　　3.2.3　バブルチューブの効果を体験する　82
　　　　3.2.4　触ったり触られたりする　88
　　　　3.2.5　用具（小物）を見つけて音源として使う　96
　　　　3.2.6　写真やスライドの画像を使って想像力を養う　104
　　　　3.2.7　音を使って想像力を養う　108
　　　　3.2.8　嗅ぐことと味わうことで想像力を養う　114
　　　　3.2.9　視覚的な刺激をリズムと音に結びつける　122
　　　　3.2.10　光と音の瞑想　128
　　　　3.2.11　海中物語を体験する　134
　　　　3.2.12　集中する　144
　　　　3.2.13　思い出す　150
　　　　3.2.14　息　156
　　　　3.2.15　深いリラクゼーション　164
　　　　3.2.16　動物と親しくなる　170

3.2.17　安心を見つける　*174*
　　　3.2.18　プロジェクト「オリエント」　*180*
　　　3.2.19　パーティーとお祭りとお祝い　*186*
　　　3.2.20　リラクゼーション・スヌーズレン　*193*

付　　録……………………………………………………*199*
　1．スヌーズレンルームのドアの掲示　*199*
　2．スヌーズレンルームの利用日誌　*200*
　3．利用者の「観察用紙」　*201*
　4．利用者の「心境の用紙」　*202*
　5．スヌーズレンルームの計画に関するチェック表　*203*
　　　　　スヌーズレンルームの計画　*203*
　　　　　スヌーズレンの器材　*204*
　6．スヌーズレン器材の販売会社／スヌーズレン器材の販売
　　　元　*207*
　本書について　*208*
　著者について　*209*
　監訳者あとがき　*210*

# はじめに

　スヌーズレンについての最初の小さな理論は、1970年代の中頃に開発された。

　2人のアメリカの心理学者クレランドとクラークは、1966年の調査において、発達が遅れていて、多動で、知的障害と自閉症を併せ持つ人びとに対して、よく選択された感覚刺激を用いて、発達を促進し、コミュニケーションの改善を図り、その行動を変えられる可能性についてすでに報告していた。特別にデザインされた部屋で、これらのグループの人びとは、深部感覚的に刺激されるだけでなく、見たり、聴いたり、嗅いだり、感じたりするはずである。それでも、2人の著者は、いわゆる「感覚カフェテリア[1]」は、感覚のプロセス（Cleland/Clark 1996, p.67, p.223 参照）を活性化させたり、導いたりする最初の必然的なステップであることを強調した。オランダでは、アド・フェ

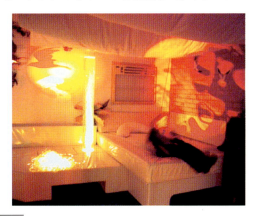

---

[1] 監訳者の注
　自分の好む感覚刺激を注文して、その場を楽しむことができるという「感覚」のカフェテリアのような所をさす用語である。

アフールとヤン・フルセッヘ[2]が熟考し、重度の知的障害のある人びとのための1つのレクリエーション活動として、いわゆる「自然発生的な活動」としてスヌーズレンの実践を始めた。

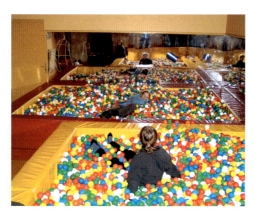

　スヌーズレンという用語は、オランダの「ハーレンダール」という福祉施設でコミュニティー・サービスに関わる2人[3]の創造的な用語の構築によるものであった。1つの実験的な感覚の住居が建てられ、重度障害のある人びとから反応を引き出す目的で、見たり、嗅いだり、聴いたりする能力を刺激する効果のある物で満たされた。それ以前は、重度障害のある人びとが利用できるレクリエーション活動に相当するものが何もなかった。したがって、スヌーズレンは、特に施設を利用している子どもたちの両親によって喜んで受け入れられ、特に質問もなかった。そしてその施設の経営者は、スヌーズレンのために資金の援助を強く申し出た。
　"Snoezelen"「スヌーズレン」という用語は、2つのオランダ語、"Snuffelen"

---

[2] 監訳者の注

第2版では「ヤン・フルゼッヘ」と記していたが、正確さを期して「ヤン・フルセッヘ」に直した。

[3] 監訳者の注

ハーレンダール入所施設で、軍務反対者として勤務していたKlaas SchenkとNiels Snoekの2人のことである。

「スヌッフェレン」—鼻でクンクンにおいを嗅ぐ意味（または、何かを調べるという意味）そして、"Doezelen"「ドゥズレン」—ウトウト居眠りする意味、に由来している（Hulsegge/Verheul 1984, p.6 参照）。この「活動する住居」(1978)での成功は、フェアフールとフルセッヘに更なるルームを計画させ設計させた。利用者は、スヌーズレンに対する興味が広がり、動機づけられた。そしてスヌーズレンの実践において提供される感覚刺激をテストすることを希望した。数々の実践の後、現在アド・フェアフールは、オランダのエデに大きなスヌーズレンセンターを持っている。合計 350㎡の広さがあり、いくつかの部屋でスヌーズレンの活動を提供している。

オランダにおける最初の経験の後、スヌーズレンはおよそ 1980 年以降、イギリス、スウェーデン、カナダとドイツにおいて関心を呼んだ。1990 年代からの世界的な動向としては、先に挙げた国に加えて、デンマーク、ベルギー、ノルウェー、オーストラリア、日本、米国といくつかの東欧諸国において、スヌーズレンは容認され実践されることとなった。そして現在ドイツには、およそ 1,600 のスヌーズレンの部屋がある。

上記のように、スヌーズレンは当初重度障害のある人びとのためのレクリエーション活動として考えられ実践された。しかし、実践がさらに進展したことで、スヌーズレンは、その実用性から、さまざまな障害のある人びとに対してだけではなく、健常な人びとに対しても広く使われるようになった。子どもも大人も同様に、以下の場所にあるスヌーズレンルームを訪問することができる。

・家庭、保育所、幼稚園
・早期の学習施設
・公立学校、障害のある、そして障害のない生徒のためのインテグレーティブな学校、特別支援学校
・児童期、青年期、そして大人の精神医学センター（病院）
・病院とリハビリテーション・センター
・娯楽施設、居住用の家、仕事場
・療養所
・ホスピス

スヌーズレンルームは、高齢者、精神障害のある人びと、そして保育所と小学校の子どもたちの間でよく受け入れられた。スヌーズレンの実践を通して、利用者によい結果が表れ、病院と療養所、そしてホスピスにも、人びとの病気からの回復、休息、リラクゼーションのためのスヌーズレンルームを設置する需要が増加してきた。

　特に、精神障害のある患者、外傷性脳損傷のある人びと、認知症の高齢者と腫瘍学的な病気のある人びとのケアとリハビリテーションにおいて、スヌーズレンルームの使用は、利用者のケアと治療の重要な部分を占めている。一方、特別なスヌーズレンの環境は、スイミングプールでもつくられ始めた。照明と音響の効果は、それらが床面でするのと同じポジティブな刺激効果をもたらす。異なる目標が設定される人びとのグループを直接的に指導する、介護者、インストラクターまたは教師は、それぞれ異なる教育的・医学的フィールド、例えば、作業療法や理学療法、音楽療法または心理学といったさまざまな専門的な背景を持っている。

　「スヌーズレン」は、いわば魔法の言葉になった。クンクンにおいを嗅ぐこととウトウト居眠りすることは、利用者が好きなアロマで満たされているこの部屋でなされる。利用者が、穏やかな音楽の中でバブルチューブを見ると、リラクゼーションの状態へと導かれる。また興奮を導く光と音響効果のすべてに特別な雰囲気といろいろな座席でくつろげる設備は、人の心にポジティブで刺激的な影響を及ぼす。特別にデザインされた部屋は、好ましい感情、すなわち満足感や心の落ちつき、さらに喜びを引き起こす。これらの環境は記憶を目覚めさせ、そして内省を促して、人は活力を増し、想像力を発展させることができる。スヌーズレンは、視覚や触覚で、深部感覚で、固有受容性感覚で、さらに嗅覚で刺激を感じ、音響刺激の効果に主に集中させる。1人で、または、数人の組合わせで使用され、人びとを落ちつかせたり、利用者自身を引き寄せたり、グループで組織されるのを援助する、刺激の多様性は―啓蒙によって一方法論的な側面によって組織される―人びとに思い出させたり、比較させたり、そして利用者自身を組織化するのを援助する。この感覚統合のプロセスにおいて、触覚や深部感覚、固有受容性感覚（感じ、感じる）と遠い感覚（視る、聴く）、さらに接触の感覚（味覚、嗅覚）は、協同しな

# はじめに

ければならない。

> スヌーズレンは、特別にデザインされた環境の中で、コントロールされた多重感覚の刺激を通して、幸福感を産出するものである。

　ここで設計された環境とは、人工的につくられた多重感覚の環境を意味している。一部の専門家は、スヌーズレンが、いわゆる「感覚の庭」（例えばKukelhaus 1988）についての考えを借りて、戸外に設計された中庭でも可能であると思っている。いわゆる「自然の中のスヌーズレン」は、山の中で小川づたいに歩いたり、または、海辺を散歩することを含むものである。しかし、このスヌーズレンの教育的で治療的な可能性について言及するために、本書で用いる「スヌーズレン」の用語は、特別に設計された建物内部の部屋における活動であると、限定して使うことにする。

# 第1章

# 基　　礎

　スヌーズレンは、いわゆる指導法・実践法の三角形においてその効力を表す。すなわちスヌーズレンの効果や望ましい結果または良好な作用は、「設計された部屋（環境）」と「患者」、さらに「介護者」の三者間の調和のとれた相互関係の中で発展する。他の教育的、治療的な分野に比較しても、スヌーズレンルームに特別に設置された器財の果たす役割は大きい。それはこれらの器材が利用者の行動に強い影響を与え、左右するからである。介護者、指導者、教師または治療者たちなど、その目的とこれまで受けてきた訓練によって呼び方はさまざまであろうが、こうした人たちは、その空間にある光、音、温度、接触、香りといった刺激要素の一つ一つを知り、どのようにすればこれらを利用者のニーズに合うように安全に取り入れることができるかを知っていなくてはならない。同時に、各関係者、とりわけ介護者と利用者の間の関係の形成と保持に関する知識もまた大きな意味を持っている。ストレスのない精神的、情緒的な環境は、人に幸福感をもたらし、スヌーズレンの効果が最大限に発揮されるための前提条件である。

　本章では、スヌーズレンの実践に必要とされる医学的、心理学的、教育的、技術的な基礎について、以下に明らかにしていきたい。

## 1．1　スヌーズレンの神経学的基礎

　スヌーズレンを教えたり、指導したり、監督したりする人びとは、神経学的基礎知識を備えていなければならない。それはスヌーズレンにおけるさまざまな習得および効果のプロセスを理解する基盤となり、スヌーズレン・セッションを提供し、構築する者の助けになる。設置されたスヌーズレン器

材や利用者との関わりのために取り入れられた小物類を通して、さまざまな知覚上の刺激が人に作用する。個々の近接知覚や遠隔知覚が脳に刺激を伝える。そこで、それらの刺激が処理されて、1つの意味のあるまとまりにつなぎ合わされる。スヌーズレンの際には、とりわけ感情を左右し、行動を司る大脳辺縁系が活動する。スヌーズレンの実践に携わる職員は、これまで利用者のポジティブな結果のみを報告している。スヌーズレンルームを訪れた人びと全員が感激し、癒され、リラックスして、その後落ち着いたり、活動的になったりしている。老人ホームで、スヌーズレン・インテリアの中で暮らしている高齢者に対する調査結果では、今まで服用していた睡眠薬と抗うつ薬の消費量が減り、利用者は自分の病気の回復力が向上したことを示している。これに関連した仮説は、すでに1966年にクレランドとクラーク（Cleland / clark 1996, p.222参照）によって提起されている。一般に、スヌーズレンの中での利用者のあらゆる行動面の観察に関して、より詳しく研究される必要がある。近い将来、これに関するいくつかの研究論文の発表が期待されている。

### 脳と神経系

　脳内の情報処理システムについては、すでに医学的研究からの知見が数多くある。しかし、臨床的、認知学的神経学がX線断層撮影などの最新の計測技術によって常に改良を加えられ、新しい認識が得られている一方、さまざまな神経ネットワークの神経化学的特徴に関する知識はいまだ極端に乏しい。脳内の情報処理は、多くの脳の部分と相互に関わり合って、個々の脳細胞の活性化を超えたある種の「意識野」を形成している。

　個々の脳細胞は、シナプスを通じて、何千もの近隣細胞とつながっている。このようなネットワークと右脳、左脳、小脳、脳幹の間の非常に複雑なプロセスを系統立てるというのは類い稀なる能力である。知覚脳皮質は常に想像力とモチベーション、近接知覚と遠隔知覚によって認知した外部からの刺激の印象、伝達、計画などを司るその他の皮質野と呼応し合っている。脊髄では、求心性・遠心性の神経路が脳とのネットワークを作っている。脳幹においては、知覚と自律神経系の刺激が統合されている。ここでは、空腹と喉の

渇き、中心的循環と自律神経機能、性的行動、睡眠と覚醒のリズムなどの生命維持に不可欠な部分が制御されている。(Kolb/Whishaw1996, p.41-43; Brand/Breitenbach/Maisel 1997, p.25-27)。

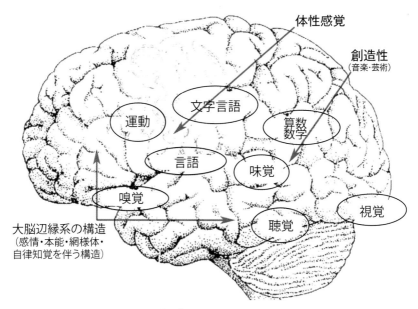

図1　脳の部分 (Gschwend 2003, p.79)

非常に複雑な認知処理プロセスの中では、次の3つのシステムが活性化する。つまり、受容体、求心性ニューロンと分析システムである (Gschwend 2003 参照)。受容体は個々の生体電気信号に反応し、シナプスの助けで脊髄と脳幹で数多くの求心性ニューロンに伝達する。前シナプスの末端のごく小さな袋から神経伝達物質が放出され、それがニューロン同士の間にある隙間を通って次のニューロンの後シナプスの膜にたどりつき、そこで電気的な活動を引き起こしたり、止めたりする (Gschwend 2000, p.15; Zimbardo 1992, p.107-114, p.135 参照)。しかしながら、これはこの連結が常に使われている場合にしか機能しない。シナプスは使われる回数が多ければ多いほど、シナプスによる接続が早くできる。ニューロンは、細胞核を持つ細胞1つからなり、末端はさまざまな形をしている。それは、樹状突起と軸索と呼ばれる主要先

端部の細かい枝分かれからなる。

　分析システムは大脳皮質にある。いわゆる感知ニューロンは、求心的な流れの中である特定の信号に反応し、情報をその特性に分解する。つまり分析するのである。非常に多様なニューロン・システムが、情報を認知して、組み合わせ、また構築し直すという役割を持っている。このような選択的な再構築にあたっては、知的に不足があったり、集中力や記憶に障害があったり、代謝疾患があったり、その他多くの原因で、不完全だったり、間違った情報になったり、そのために解釈を間違ったりすることがある。常に練習し、反復し、すでに経験したことと新しい経験を多様に組み合わせて初めて周囲で起こることを理解する認知モデルにつながるのである。個々の認知システムは相互に働きかけ、受容した刺激は１つのまとまりに統合されなければならない。それによって、空間のパターンと身体のパターンが成立し、スヌーズレンルームで自由に動き、その行動の発展を促し、行動を適切にコントロールするたくさんの刺激を処理することができるのである。脳は、３つの主要な部品に分けることができ、それはまたそれ自体分割されている。脊髄の上には菱脳があり、これは２つの構造を持つ。脳幹の下部と小脳である。脳幹の上部は中脳にあたる。

　中脳は脳幹の大部分を作っている。３つ目の主要な構成部分である前頭葉には間脳と大脳辺縁系、左右脳、大脳皮質、つまり脳の最も外側の部分が含まれる。大脳皮質の表面のおよそ４分の１が、感覚性、運動性の情報処理に使われ（感覚性、運動性皮質野）、その他の大部分は複雑な認知上の分析や統合に使われる。脳の活動は、次の５つのカテゴリーに分けられる。

・体内の事象の調整
・再生産
・感覚認知
・運動
・変化する環境への順応（Zimbardo 1992, p.126 参照）

　スヌーズレンのために価値ある情報は、大脳辺縁系の機能に関するものによって明らかになった。ここでは、多くの感情が海馬状突起と視床下部につ

ながっており、ホルモンの分泌が不安や幸福感を引き起こす。嗅覚的、味覚的、触覚的、聴覚的、視覚的システムにおける、いわゆる連想の連鎖は、例えば、子どもの時に嗅いだにおい、柔らかい砂の上を歩いた休暇の日の情緒的な印象、猫のみゃあみゃあ鳴く声のような聞き慣れた音、知っている人の肖像といったような特別な刺激によって人間の意識にのぼる。これらは、人間の行動に強い影響を及ぼす。心地よいにおい、または不快なにおいは人間に感情を呼び起こすが、一方では、記憶、制御、保護の機能もある。グシュヴェンドは、本能から引き起こされるある気分を表していると思われる「辺縁的音声化(例えば、楽しそうな声、恐怖の叫びなど)」を区別している (Gschwend 2000, p.97)。人は、自分自身を制御して、危険を察知したり、危険を回避したり、それを言語化することも学ぶ。大脳辺縁系は、まだ学問的に不明な領域を多く抱えている。スヌーズレンにとっては、色や光、音やメロディー、アロマなどの効果が意義ある方法で取り入れられるように、今後も研究され続けなければならないであろう (Goldstein 1997; Gschwend 2000, 12f, p.108-114; Gschwend 2003; Michalik/Feiler 1996; Berger 1997; Mertens 1997, p7; Mertens 2000, p.15-17 参照)。

知覚システム

スヌーズレンでは、身体に遠い感覚も、近接した感覚も、身体に働きかけ、入ってくる刺激の効果について脳に情報を伝える。身体に遠い感覚としては、視覚と聴覚が挙げられる。専門書では、嗅覚も時々身体に遠い感覚として分類されることがある。しかしここでは、嗅覚は味覚との関連から、近接感覚カテゴリーに入れるべきであろう。さらに近接感覚には触覚と平衡感覚が挙げられる。

見る

光は電磁波として網膜の光受容体に伝えられる。この情報は視覚皮質から後頭葉に伝達されて、そこで明るさ、色、フォーカスなどが分析され、その他の脳野の助けで記憶の画像に再構成される。光受容体が色を認知するためには最低限の明るさが必要であり、暗闇では灰色の濃淡と動きしか見て取るこ

とはできない。暗さに順応することができない症状は、夜盲症と呼ばれる。この症状は、ビタミンAの欠乏、慢性肝炎、強度の近視、網膜色素変性症などの他の基本的な疾患から出てくる。方向がわからなくなり、器材の近くへ寄って行ったり、触らなくてはいられない人の場合は、そのような病気か、近視、遠視を疑わなくてはならない。スヌーズレンルームでは、50ルックスの薄明かりの光が通常使われている。しかしこのような人びとが物をはっきり見えるようにするには、100〜500ルックスの明るさが必要である。

### 聞く

物理的波動が耳介によって集められ、その中で音波が外耳を通り、鼓膜を通じて蝸牛（かぎゅう）に伝えられる。蝸牛は液体が入った三半規管を伴う平衡感覚器官としても機能する。蝸牛は本来の聴覚器官である。一つ一つの耳から入ってくる刺激はほとんどが交錯している経路を通って、聴覚神経を通じて脳内の両側の側頭葉に伝えられる。そこで脳の複雑なシステムがさらに一つ一つの刺激を分類して、それを連想によってその人にとって分かりやすいパターンに組み立てる。音は耳に入って、さまざまな神経の衝撃によってニューロンで伝わり、理解できるパターンになって認識される。この領域でもまた、炎症や、遺物、代謝異常、怪我、老化現象などによって音波伝達や音波知覚が困難になることもある。そのために、物事がまったく認知されなかったり、間違って認知されるのである。若者の多くは、深刻な聴覚障害を持っている。音量の知覚は、その人の年齢、空間の状況、音声的な事前の負荷、個人的な聞き方の習慣によっても変わる。まったく同じ音波強度（音量）が人によって違って感じられるのである。したがって、同じ状況であっても、すべての人に満足がいくように調整することはできない。それは20〜50dBの間と考えてよいが、初めての利用者がスヌーズレンルームを利用する度に、スヌーズレンの最初の時間に、利用者にちょうどよい音量を確認させる必要がある。スヌーズレンルームで、聴覚器官に病気や障害がある人びとのグループには、音楽器材の音量が最適に調整される必要がある。さらに聴覚障害のある人には、はっきりと自分の顔を向けて明確に話しかけなければならない。

第1章 基　礎

### においと味

　味覚と嗅覚は、化学的な刺激物質に反応する。両者は密接に関連している。つまり、両者が共に働くことによって、物質を認知することが容易になり、人間を中毒などから守る。腐った食料や、空気中のガスや有害な物質はすばやく認知され、普通は反射的にそれに反応することができる。唾液によって溶かされた味覚物質は、次の4つの領域に分けられる。塩辛い、甘い、酸っぱい、苦いの4つである。近年、5つ目の味覚が認められている。それは「うまみ」で、ある種のグルタミンの味で、ソース、スープ、肉料理、魚料理に含まれている。味蕾（みらい）は、それぞれ異なる強さで反応する。味覚刺激物質は、気分や感情に強く訴え、その他の感覚システムと同じく、一連の連想の形で保存されている。

　鼻腔は、何百万もの受容体細胞のある粘膜で表面を覆われている。これらは動物よりも鈍感で、数も少ない（人間では約1,000万、犬は約10億）が、それでも多くのにおいをすばやく感じとることができる。嗅覚神経路は視床を経ることなく、大脳の前頭葉と側頭葉の分析システムに直接つながり、その時嗅覚と味覚のシステムがその物質が何であるかをつきとめるのに協力して働く。嗅覚システムに直結していることから、嗅脳とも呼ばれている。我々の大脳の最も古い部分の一部である。人間は何千もの香り物質を区別することができるが、それを類別するのは難しい。それはシナモンの香りとか、クリスマスの香り、またはクッキーの香りがするだけである。しかし、香りをどう描写すればよいのだろうか。香りの認知には、またしても連想ということになる。それは早期の幼児期まで遡ることもあり、人間の行動を左右する。香り物質は、ずっと以前から生活に役立つように使われている。例えば、午前中は元気になるようにレモンの香り、昼はリラックスするためにバラの香り、午後はまた活動するために木の香り、メントールの香り、おとぎり草の香りが使われる。そしてホップの香りは不安や鬱症状を防ぐ（Kolb/Whishaw 1996, p.49-51, p.242, p.244, p.302; Henglein 1985; Mertens 1997, p.7参照）。

　このように人への共感や反感も、他のものと共に嗅覚をも伴って判断される（例えば「あいつは、においを嗅ぐのも嫌だ」）。そのことはスヌーズレン

の中でも、身体が接近する作業を行う時には留意する必要がある（1.2 章を参照）。においに対して敏感で強い抵抗を示す人もいる。疾病やけがによって人間は嗅覚喪失に陥ることがあり、また重い病気も「においで分かる」ことがある。

表1　体制感覚的受容容器の基本的タイプ

| 受容器タイプ | 反応するもの | 適当な刺激の例 |
| --- | --- | --- |
| 機械的触受容器 | 機械的刺激 | 圧力、接触、振動、緊張、伸長 |
| 温熱的触受容器 | 温熱的刺激 | 冷却、加熱 |
| 侵害的触受容器 | 組織を強く破壊したりする危険な刺激 | 組織破壊、高熱、挫傷 |

（Birbaumer/Schmidt 1991, p.331 を修正）

触れる

　体性の感受性は、皮膚、関節、骨格筋肉とその腱のもつ感覚システムの全体を含んでいる。それは、表面感受性と深部感受性とに分けることができる。皮膚は、約 2 ㎡の表面積があり、人間の最大の感覚器官である。接触と圧力によって、情報が機械的触受容器、温熱的触受容器、さらに侵害的触受容器に伝達され、それが圧力や牽引、温度、痛みとして感じられるのである。

　皮膚表面のすぐ下の真皮には、特定の触点や蝕野があり、接触はさまざまな早さや強さで伝達される。特に敏感なのは、指先、手のひら、唇、舌、鼻、頬、額である。文献には、「触受容器のホムンクルス」と呼ばれてうまく表現されており、大脳の中にある触感識別能力野が挙げられている（Goldstein 1997, p.445 参照）。機械的触受容器は、皮膚刺激の強さや深さを計るものである。この受容器は小さなグループとなって表皮の最も下の皮膚層の中にある。接触は、能動的でも受動的でも起こりうる。ある人がある物体や圧力波に、自分から動くのではなく受動的に接触した場合、これらの印象は普通、例えば、手である物体のまわりをなぞるなど能動的な接触に比較して、あまり強くはなく印象も深くない。スヌーズレンでは、圧力受容体が最高 800Hz までの音楽によって発生する振動を感じ取れるということが非常に興味深い。低音は

特に強く感じられる。

　温熱的触受容器は皮膚のさまざまな場所に配置されていて、冷たさと温かさの質を感じ分けている。冷感点の方が温感点よりもはるかに多い。皮膚温度が変化する間に生じる温度感覚は、およそ3つのパラメーターによって決定される。それは、皮膚のもともとの温度、温度変化の速度、刺激を受ける皮膚面積の広さの3つである。皮膚温度が低い場合、温かさを感じる限界が大きく、冷たさを感じるのには低く、またその反対もそうである。人は、皮膚面積が大きいのに比べ小さい方が、冷たさや温かさの感覚に敏感である（Birbaumer/Schmidt 1991, p.343/344 参照）。温熱刺激の認知と、それに付随する自律神経性の反応は情緒的効果がある。それは楽しくさせるものにも、あるいは楽しさを喪失させるものにもなる（例えば、気持ちのよい暖かさ、汗をかく、寒さに震える、はあはあする、あえぐなど）。もちろん他の体性知覚上の感覚やその現象にも同じことがあてはまる。

## バランスを保つ

　空間の状況と四肢各々の状態、さらに筋肉の緊張は、固有受容体を通じ、内耳前庭系と共に働いて感じ取ることができる。視覚系が付加的に経過を修正し、特に振幅運動やブランコなどの流れるような動きの際に、身体の揺れをうまく受け止めることを可能にしている。内耳前庭系のコントロールに最も重要な3つのシステムが相互に働いて、空間状況、位置関係、動きの速度も含め、四肢のお互いの配置、筋肉の緊張、力、弛緩の程度、関節の位置に対する抵抗が感じ取れる。筋肉と目と耳の個々の機能やそのネットワークの分析は多くの脳野で行われ、全体として固有受容性および運動感覚性の感覚系を形づくっている。スヌーズレンルームでは、自由に座ったり、横たわったりすることができる。マット、ウォーターベッド、弾力ベッド、座り袋、ビーズクッション、ボールプール、ハンモックなどがある。それによって、静止姿勢を取る前と取った後に、平衡感覚器が活発化するようになっている。高齢者は、この少々安定性に欠ける座り方や横たわり方を好まない。子どもたちには、成長や発達を促す刺激となり、特に人気がある。しかし、これらはスヌーズレンルーム全体に落ち着きのなさを持ち込むので、安定した静止ゾー

ンも組み入れなくてはならない。
　スヌーズレンでは、3つの主要な機能圏が活性化する。
・感覚系の求心性圏。ここでは外界と身体内部からの刺激が大脳の分析システムに伝達される。
・統合圏。ここでは1つ1つの結果の部分が個人に（いつもではないが）理解される1つのまとまりに組み立てられる。
・遠心性圏。ここでは、自律神経系および運動系反応のエネルギーが準備される（Gschwend 2000, p.12 f. 参照）。

　誰もが新しく学び、連想し、組み合わせることによって、自分自身の中に秩序を作り上げることができる。つまり、サンテグジュペリの『星の王子様』でいうところの「世界で一人だけ」になるのである。オリヴァー・ザックスは、これに関連して次のように述べている。「あらゆる認識は創造である。そして、あらゆる記憶がレクリエーションである。」つまり、概括して言えば、覚えていることが関連しているすべてを再分類するのである。

> 「すべての感覚は創造であり、あらゆる記憶は新しく創造されたものである。思い出すということは、すべてのことを関係の中に置くことであり、一般化することであり、類別し直すことである。そのような理解においては、止まったままの変化しない記憶、現在によって色づけされない過去といった、そのような考え方はありえない」(Sacks, p.244)。

　このような処理がどのような形で行われるかは、神経心理学の中でもさまざまなレベルで議論されている。理論的背景や分野によって、生理学的、精神物理学的、医学的、認知心理学的、発達心理学的、深層心理学的方向から、また、ゲシュタルト心理学的方向からの展望と調査方法が提示されている（Goldstein 1997, XXXVI ～ XXVII, p.5-38 参照）。この脳生理学的処理の過程においては、右脳と左脳の相互作用が特に重要な意味を持つ。仮説としては、スヌーズレンでは右脳が重点的に活性化されるといえるかもしれない。スヌーズレンは、印象や感覚、体験であって、適切に快適に作られた環境によっ

て人間に作用する気持ちよさである。スヌーズレンは、感覚刺激を秩序立て、それらに特別な質を与える。また、その他の目的もある。それは、自己認知の促進、快適さの創造、対話の構築、コミュニケーションの促進である。感覚刺激の効果によっては、好ましくない感情が意識に表れることも当然あるだろう。そのような場合には、細やかに配慮しながら、その状況を人との対話に利用することが肝要である。(1.3章と1.4章参照)。必要ならば、専門家の手を借りなければならないこともある。

## 1．2　スヌーズレンにおける介護者と教師

　スヌーズレンが多くの施設、例えば保育所やクリニック、学校、障害者ホーム、ケアホーム、青年ホーム、リハビリテーション・センター、老人ホームとホスピスのためのワークショップで取り入れられて以降、いろいろな専門職の人がその方法に興味を示している。一般に、専門書では、教育学的研究における能力について多くの情報を提供している。他の人との良好な関係づくりの手腕と責任は、そこで輪郭が描かれる。専門的な技術は、スヌーズレンの基本に関する知識の習得を含む。これらの事柄は、本書の第１章・第２章の中で特に強調した。

　介護者には、情緒的な温かさと同情がはっきりと認められる。たとえこれらの「温かさ」と「同情」の概念が活動において立証するのが経験的に難しいとしても、介護者はそれでもそのことがわかるのである。教師またはセラピストは、心が温かくて親切でなければならず (Nohl 1949, p.20)、利用者がどのような人びとであろうとも、利用者を受け入れなければならない。60年前ヘルマン・ノールによって明確に述べられたように、とりわけ、それは「教育学的関係」についてである。「教育の基礎は成熟した人とこれから成長する人の熱のこもった関係である。そして利用者はその人生においてやがて一人前になることができる。この教育的な関係は本能的な原則の上に築き上げられる。それは利用者の生活と性的関心とによって、人びととの自然の相互作用に根ざしている。そして、それは教育によってますます自立した知的な行動に至るものである」(Nohl 1949, p.134)。１人の人との精神的な関係は、利

用者の行動を理解することを意味する。ガイダンスを通じて利用者に寄り添い、利用者を助け、利用者の心を動かしたいという願いが起こる。スヌーズレンの専門家は、関与と喜びで働くものであり、経営のスタイルは民主的で、依頼人のまわりに集まる。

　利用者の活動と行動は前もって予測できるが、状況によって突然変えることも必要とされる。介護者または教師は、利用者との相互作用を通じて、利用者の行動に変化をもたらす。そして、それはコミュニケーションにおける協働によるものである。介護者または教師は利用者の気持ちに向かって心を開いていて、ある程度寛大である。そして、スヌーズレン・セッションを円滑に進められるプログラムを持っている必要がある。

　スヌーズレンにおいて治療的な要素は、この仕事の急所である。介護者は、障害者の伝記を読み、その人の気持ちをよく理解しなければならない。計画のある観察や装置の分析と評価の技術だけでなく、セッションの周到な準備が不可欠である。それは、更なるスヌーズレンのセッションを計画するために重要である。例えば、介護者または教師の専門性は、利用者の的確な観察と適切な器材や用具（小物）の使用に反映される。

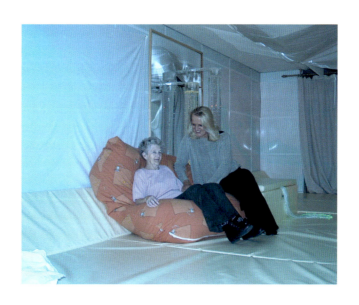

第1章 基礎

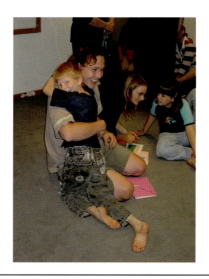

1．スヌーズレンの実践場面における自由な観察
2．選択されたカテゴリー、例えば幸福感、満足感、リラクゼーション、休息などの一連項目の観察
3．病気または障害に配慮するように計画された手順
4．標準化されたテストの実施、すなわち集中力、記憶力、知能など

　介護者の責務の1つは、あらかじめ利用者の好き嫌いについてできるだけ多くの情報を集めることである。例えば、セッションを通じて利用者の観察により得られた特徴がそうである。

・皮膚（皮膚色、湿気、暖かさ・冷たさ、感受性）
・鼓動
・呼吸
・筋緊張（緊張・リラクゼーション）
・姿勢
・表情とジェスチャー
・声の口調と抑揚
・動作の速さとリズム
・ムード（静けさ、喜び、不快、その他）
・介護者等の関係者の雰囲気と空間の配置
　（Sieveking 1997, p.64）

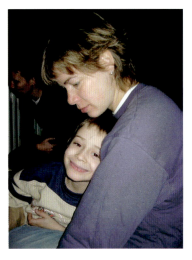
さらに、写真またはビデオ録画の使用は、非常に役立つことがある。セッションの後、介護者はチーム・メンバーに先ほどのセッションのビデオを見せて、チーム・メンバーがそれを分析する時間を与える。その検討に基づいて、その後のスヌーズレンの進め方が計画される。介護者は自身の提案を独り占めするか、または、必要ならば、支援方針と方法をチーム・メンバーで協議して、介護者は利用者の願いやニーズに応え、その提案を受け入れる。人は自由な形で働くけれども、ねらいを見落としてはならない。このことは、これまでの中でも非常に重要である。スヌーズレンルームは、利用者への行動規制とガイダンスがなくてもリラクゼーションを提供するためにそこにあるともいえる。介護者には、起こりうる行動を予測して、課題となる状況を見きわめる能力が必要である。その自由な状況の中にあっても、特定の規則が適用される必要がある。スヌーズレン・セッションの目標への固執、そして、障害のある人びととの接触の安全性と一貫した関わりは、特に、利用者と介護者の両者を援助する。

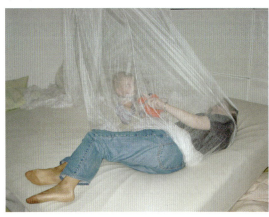

レブレ（Reble：Schroeder 1995, p.22）は、ペスタロッチの基本的な態度に言及している。「利用者（子ども）を支援すること…は成長するプロセスを気にかける。そして、それは、最初から利用者を成長する人とみなすこ

第 1 章　基　礎

とによって、利用者を受け入れる。そして、教師は利用者と距離をおくことができるだけでなく、利用者に影響する方法を知っている。利用者と接触して…関係して、ためらうこともある。教師と利用者のチームワークの良さは、暗黙のうちに自然と理解される」(Reble：Schroeder 1995, p.99 f.)。子どもたちと大人（介護者を含む）はストレスの多い状況からの改善または変化を期待して、しばしば、スヌーズレンルームを訪問する。そのため、教師または介護者には、利用者をその症状と診断に従って理解し、対応できる特別支援教育の資格がなければならない。そして治療的に正しい方向に助言や介入ができなければならない。ISNA（国際スヌーズレン協会）は、スヌーズレンの分野の専門家として働くための更なる資格取得を提供している。

ルッツは「魂または心によいこと」という戦略について著者の中で述べている。その経験または演技は、ポジティブな感情（健康なバランスのとれた楽しみまたは喜び、リラクゼーションまたはそのような感じのするもの）との関連がある。それは常に幸福と結びつき、そして、スヌーズレン

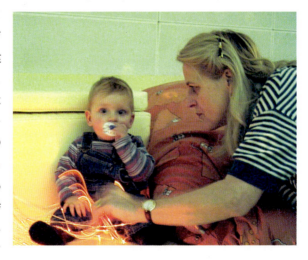

は良い経験でなければならない。特別なささいな影響、音響の刺激、温度とおそらくにおいは幸福感を生む。そして、それは感情を呼び起こして、楽しませる。「その方法の一般的な目的は、患者が自分の身のまわりの事柄に関して、幸福で自分自身で働くことができるということである」(Lutz：Margraf 1996, p.336)。

介護者または教師には、大切な生活状況の中で利用者に安心を導ける能力を有するセラピストのように働く特別な任務がある。利用者の障害のタイプ

や程度は、情報を入手して検討されなければならず、それには高水準の感度を必要とする。そして、どのようなスヌーズレン器材を提供することがそれぞれの障害者にふさわしいのかについて理解する必要がある。ほとんどの場合、スヌーズレンルームの感じの良い雰囲気の中における障害者と介護者の1対1の状況は、最初に、両者間の会話を通してストレスの多い状況を除去するために用いられる。障害者と介護者との双方の話し合いと合意の下に、スヌーズレン・セッションの目的や目標が設定される。利用者と介護者間のチームワークの良さが他の介護スタッフと家族が関係するネットワークに組み込まれるときにだけ、成功は確実なものになるのである。

## 1．3　スヌーズレンの中で対話を行うこと

　専門職で系統的な能力を持っているところでは、スヌーズレンルームの利用は成功している。関係するすべての関係者—利用者、家族と同僚—は、お互いに協力しなければならない。関係者は他の人と働いて、その人（利用者）の意向や考え、経験を交わしたり、他の人に利用者の仕事を観察、または理解させる配慮も必要である。利用者自身の行動に対する的確な評価は、利用者からの行動のフィードバックを促し、利用者に同行している人びとのためにもなる。熟考することと経験することの目的は、仕事を成功させることにある。

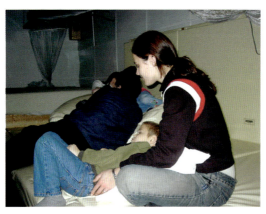

　定期的なスーパービジョン（指導監督）の仕事は、介護者の辞任と失敗を防ぐために助言することにある。利用者と介護者との関係の面の分析の他に、原因分析のための仕事もある。スヌーズレンルームでの業務は、

しばしば利用者と特別に綿密な契約をする。そして、それは危険性をも含むものである。利用者との接触は信用して任されねばならないが、距離を置く必要もある。それが多くの病気を持つケースで、たとえ利用者がいろいろな方法や言葉によっても伝えることができないとしても、その気持ちを察してよく理解しなければならない。この仕事で成功するためには、障害者との気持ちの共有や共感関係を築くことが重要である。利用者は言葉を通して会話することがしばしばできず、また身振りを通して自分の意思を伝えることも制限されるので、コミュニケーションの援助は、すなわち身体の接触刺激の助けを借りることになり、それによって利用者の孤立を防ぐことができる。利用者に身体的な接触が正しく理解されるまで、また楽しいとわからないうちから身体的な接触を行うことは注意しなければならない。介護者は、自分の態度と雰囲気が利用者に反映されていることに気づかなければならない（Grossmann-Schnyder 1992 参照）。皮膚接触は人間に感情の波を引き起こす。そしてそれは、身体、触れられている部位のサイズ、圧力とタッチに関与している部位の運動にかかっている。それらを通して人は自分自身が受け入れられ、調節され、落ちつくことができるが、また一方で拒絶されたり、混乱したり、緊張したりもする。触覚との関係は、常にパートナー（介護者）との感情的な関係について意識するものである。介護者は利用者に同情的で、有能であり、本人の支えとなり、興味を持っていることを示すかもしれない。あるいは他方、不注意、拒否または無関心を接触において示されるかもしれない（Nydahl/Bartoszek 1998 参照）。

　身体的な接触は、その人の本質がわかるコミュニケーションの方法である。早くてつかの間の接触は、不確実性を引き起こすことがあり、誤解につながることがありうる。したがって、身体的な接触において、明瞭で明確な合図を使うことは非常に重要である。触れる感覚に関係している、脳の一部で保存される情報である触覚型の刺激物は、一方ではこわがらせたりもするが、他方では楽しい感触となる。人が触れることで安心を得られるならば、人は自分に安心を引き起こした刺激行動を繰り返すであろう。利用者の反応が同じであるならば、誰かが「会話」を止めたいと思うまでのしばらくの間、質疑応答的なゲームを続けてもよい。利用者との対話を行うためには、その

人にとって意味がある慣れ親しんだ事柄と一般的な経験を用いるとよいだろう（Zieger 1997, p.10 参照）。両親は本人の好物と家族の関心事をよく知っている。したがって両親と対話を行うことは大きな役割を果たす。

　触覚型の刺激の他に、良好なコミュニケーションを成立させる他の方法もある。以下に、ツィーガーの説を参照して記す（Leyendecker, p.114）。（重度の）障害者との対話を計画する上で、以下に示す提案が実践されている。

・よく知っているにおい（個人的に、専門的に）
・集中的になでたり、愛撫したり、キスしたりすること（親と親友）
・落ちついていっしょに呼吸すること
・聴き慣れた音（心臓の鼓動、時計のカチカチいう音）と音楽（歌、大好きな音楽）
・聴き慣れた声（メロディー、ボリューム）
・よく知っている存在（人びと、動物）、よく知っている物
・よく知っている絵（写真）、自分自身の顔（鏡）

　対話によっては、しばしば両者間に新しい関係が生まれる（Bueker：Froehlich 1997, p.106 参照）。したがって、介護者がさまざまな基礎的な刺激を用いて両者間の状況に影響を与えることができることを、利用者に明らかにすることは非常に重要である。身体の刺激を使うことにより、すなわち利用者をなでたり、こすったり、マッサージしたり、ローションをつけたりすることにより、利用者はサインに気づいて、それらをわかって、受け入れることを決める。通常、ある種の信号は反射される。そのため、両者の間に対話が生まれる。身体（それは、スヌーズレンルームを利用している人びとの多くに最初は相容れない）の熱心な使用により、両者間に非常に良い関係が結ばれる。基礎的な刺激に対する利用者の応答を受けとる経験は、両者間のコミュニケーションの新しい道が開けることを確認できる。

　次にツィーベキングの説に基づいた接触を行うための重要な条件は、次の通りである（1997, p.60/61）。

・気持ちの良い外部の雰囲気：良い感じの室温、光と音の心地よいレベル（第2.5章参照）、接触の関係を始めた最初は、より信用のある人びとと

連絡をとること。
・セラピストの自由な心の雰囲気：そのセラピストの身体から身体的で情緒的な信号を受け入れること、心の安らぎ。
・予想外の意図：触れられた後にその人の身体が伝えるものを伝える用意ができる。

さらにまた、身体的な接触を行う時は、これから身体に触れることを事前に利用者に知らせておき、始まりと終わりをはっきりさせる必要がある。一般に、触覚型の刺激は、始めは5分または10分の短い時間で行われ、後で15～20分に延長して行われるべきであるという原則は非常に重要である。特別なニーズをもつ利用者には、触れられることで反応の期待がもてるならば多くの時間をさく必要がある。しかし、接触が力ずくでなされるならば、それは有益ではない（Leyendecker 1997, p.113参照）。そのような接触は利用者にとって怖い経験として記憶される。それはある状況下で、痛み、パニック、大きい悲鳴などとして引き起こされるのである。利用者に対する接触の申し出は魅力的で、親しみやすく、強く、そして生き生きとしたものでなければならない。どのようにしたら、自分が利用者にとって最も愛情豊かで優しい存在でいられるかということを常に意識していることが重要である（Zieger 1997, p.11）。

## 1．4　スヌーズレンが適用される領域

先述したように、スヌーズレンでは、人に対する信頼関係と対話に大きな意義が認められている。そこで、ここではそれについて詳しく述べることにする。

多くの場面で、重度の障害がある場合は、その人は言語によって伝えることができないことがしばしばある。さまざまな理由からボディランゲージによるコミュニケーションもできないことが多いため、身体的な刺激などの補助的なコミュニケーションによってこのような人びとが心理的に孤立しない

よう、また意思の疎通がとれるようにすることが必要である。スヌーズレンは、そのような場合には、治療の方向に働く介入になり、先に得られた診断と治療薬の処方、また保有している専門的な資格によって、純粋に治療として、または教育的な方法として使われる。目的は、例えば、コミュニケーションに支障や障害がある人を悩みの底から解放し、発語の導入へと導いたり（治療）、または本人の発達を支援したり（教育）することにある。この例のように、目的のあり方と指導によって、さまざまな専門職でも同じ結果を生むことがしばしばあることが明らかである。

> *スヌーズレンは、気分をよくして人をリラックスさせる効果がある。人を平静にさせる。しかしまた、活性化もさせる。興味を引き出し、刺激を制御し秩序づける。記憶を呼び覚ます。不安を取り除いて安心感を生む。人を導くこともできる。まわりとの関係を結び、行動を促す。そして何よりもとにかく楽しい。*

次のような疑問がしばしば挙げられる。スヌーズレンは指導された方がよいのか、それともさまざまな要素のある快適に構成された空間を指導者や教師の影響なしにリラックスし、よい気持ちになるために自由にすべきであろうか。それによって、スヌーズレンの内容、方法、選択が左右される。

> *スヌーズレンは、結局のところ、発達上の支援なのか、または治療なのか？*

教育者、特に特別支援教育の教師の仕事は、とりわけ、障害児が発達するのを支援することにある。しかしながら、支援という概念の定義は必ずしも明確ではない。シュタッドラーによると「支援は、人間に対する働きかけのすべての手段を包括したもので、教育、治療、セラピー、練習、トレーニング、授業などとして、また、広い意味での訓練、介護、指導、ケアなどとしても提供される」(1998, p.24) とされている。または、障害があるなしにかかわらず、人間を対象とし、一般的な発達や知能の促進と「行動能力を広げることによる個性の進歩」を支える（Bundschuh 1999, p.58; p.294 参照）ものでもあ

る。

　普通、教育的な活動では、よりよい生活を目的とした生活環境や状況の改善に役立つようになされる方法が支援方法と呼ばれる。支援という概念はこうした将来を展望したもので、包括的なものであることが多い。また、全般的な発達支援と自己実現を意味する (Bundschuh 1999, p.286-288: p.330-334参照)。これに対して、ギリシャ語から派生した治療という概念は、広い意味で、奉仕し、ケアし、癒し、疾病状態をなくしたり、病気の経過に影響を与えることを意味する。シューマン (1993, p.167) によれば、病気の癒しに関係のない奉仕は今日の治療の概念からははずれるようである。病気とは、ある種の決められた標準からの逸脱や人間存在の1つのバリエーションを意味することもある。

　狭い意味での治療的な方法は、十分に理論的・実験的に正当化されたコンセプトに従ったものである。一方広い意味では、治療という概念には、認知や運動に向けられるものだけではなく、芸術的・創造的な方法にまで至り、多様な介入のかたちをとりえる。つまり、治療は発達上の支援でありうる。発達上の支援もまた治療でありうる。明確な概念の区別が、公共の後援者から繰り返し求められているが、現実にはなかなか難しい。教育と治療の課題領域は相互にかみ合わさっていて、教育者と治療者の密接な協力が望ましい。包括的に理解される支援は、あらゆる教育的プロセスに関係している。支援としての観点から見た治療や特別な支援方法は、発達や教育プロセスを困難にするような問題、障害、異常が出現するといったある種のきっかけとなる機会を必要とする。原因の確実な診断によって、解決策や方法を探し、それが介入支援方法として実施される。つまり診断は、支援内容や治療策の決定に際して重要な行動と判断の前提である。

　スヌーズレンでもそのような支援診断は不可欠であり、さまざまな要素を含んでいる。すべてのやり方において共通しているのは、対象となる人の現状と周囲の環境、起こりうる困難な問題などにまず取り組むことである。すべての特別支援教育の診断方法の基本には、療養教育的診断があり、それは特別支援教育的診断、リハビリ教育的診断、支援診断から発展したものである。療養教育的診断が治療を目的とした教育のための基礎的な基盤とし

て医学から発したのに対し、リハビリ教育的診断は教養、教育、治療との関係と、障害の発生の分析と、発展能力や支援の可能性を特に重視している（Suhrweier/Hetzner 1999, p.5 参照）。

　近年は、支援診断を基にすることが多く、そこでは支援の手がかりの全体論的な視点を視野に入れている。目標は、困難な生活状況に置かれている人間を受け入れ、その行動能力を広げるのを助けることである。「支援診断は、教育学的な領域における支援と助力、家庭やその他の社会的周辺環境も巻き込んだ社会的な領域への統合、心理学的な領域での発達と自己実現、そして特別支援教育分野で可能な限りにおける一般的な癒しと治療を目標としている。その際、ここで述べた領域が入り交じり、噛み合っていることも忘れてはならない」（Bundschuh 1999, p.55）。スヌーズレンでは、さまざまな職業の人たちが関わっている。親や社会奉仕活動をしている兵役拒否者も入っていることが多い。スヌーズレンルームでケアされる人びととその「付き添い」となる人びととの間の協力関係には、さまざまなモデルが開発されている。素人モデルや付き添い治療者モデル、協力モデルといった呼び名がある。スヌーズレンの専門的な訓練を受けた者、つまり大学や専門学校、認可されている団体の講座で、「スヌーズレンの追加資格\*」を取得したり、独学でスヌーズレンを習得した人びとのことであるが、それらの人びととの間には密接な協力関係がある。

　スヌーズレンの目的や対象となる人たちのグループ、指導にあたる人の職業上の資格などによって、スヌーズレンは異なった構成を持ちうる。理論的には、次の4つの適用領域が考えられる。

　・治療としてのスヌーズレン
　・治療的方法としてのスヌーズレン
　・教育的な発達支援としてのスヌーズレン
　・自由な選択としてのスヌーズレン

---

\*　監訳者の注
「スヌーズレンの追加資格」とは、すでに教師や理学療法士、作業療法士、介護福祉士、看護師、医師などの基礎となる資格を有した上で、さらにスヌーズレンの専門の資格を追加（して取得）することを意味している。

## 治療としてのスヌーズレン

　スヌーズレンは、ドイツにおいて今日まで治療的な方法としてはいかなる財政援助も受けてはいない。しかし健康保険は、治療要綱（HMR 2001）の中で認可を定めている。これがスヌーズレンと他の治療方法との比較的明確な区別を可能にしている。スヌーズレンは、「神経物理学的基礎に立った運動療法」ということができる。この場合には、スヌーズレンは医師から処方され、国家試験のある資格を持ち、認可されたスヌーズレン療育者によって行われなければならないことを意味する。スヌーズレンの効果についての研究がまだ初期段階にあることから、今後数年の間にスヌーズレンが狭義の治療法として処方されるようになることはないと思われる。作業療法士や理学療法士といった職業の人はこの点有利である。これらの人びとは、スヌーズレンを自分が行う治療や手当てのコンセプトに取り入れ、スヌーズレンを介入方法、感覚統合、運動療法などに類別している。スヌーズレンは、認知促進、平安とリラックス、ファンタジーや創造性、社会的なつながり、コミュニケーション、記憶力の促進に特によい結果をもたらすものである。治療と見なした場合には、治療的なコンセプトが効率的であることが証明される必要がある。一貫した治療がないので、できるだけ多くの変数についての観察データを集め、それを分析することが絶対に必要である。このためには、個々の治療のはじめに条件分析と行動分析をするのがよい。その際、既往症の他に、スヌーズレンに取り組んでいる人物の行動がどのような条件下で変化するのかも記録しなければならない。治療の重要な前提条件は計画的であること（集中的なやり方）、反復できること（他の人物にも適用することができること）、そして応用できること（行う場所や環境の変化）である（Rohmann/Hartmann 1988, p.82 参照）。

　利用者はスヌーズレンの最初のセッションにおける重要なデータを、さまざまな診断方法（その領域は、認知、集中力、社会行動）と技術的な検査方法（脈拍、血圧、呼吸回数、視線のコントロール）によって知ることができる。利用者の行動をビデオで追う方法もある。画像は、集中力や注意力の領域で異常があった場合、それをよりよく記録することができ、スヌーズレンのセッションにおける行動をもう一度再検討することができる。その他にも、

心理的・情緒的な幸福感、社会行動に問題があった場合の観察、補足的なインタビューなどでも補足する。続いてすべての画像、観察記録、インタビュー記録が分析される。その結果は、次のスヌーズレン・セッションの内容に影響を与える（巻末資料の業務日誌、観察用紙を参照。これに個々の特性に印を付け、続くチーム会議で分析することができる。スヌーズレンに関する筆者の2冊目の本はこのことについて正確な情報を提供している。Mertens 2005, p.90-93 参照）。

## 治療的方法としてのスヌーズレン

　専門的な訓練を受けた人材（スヌーズレンのさまざまな指導や訓練を受けた者）が、一義的または二義的な障害を改善したり、補ったり、取り除くための介入として、さまざまな診断を要する分野でスヌーズレンを適用する場合、「治療的方法としてのスヌーズレン」ということができる。それには、利用者の症状を把握した明確な診断と、目的にあった方法の選択・適用と、治療的方法によって到達した状態の記録が必要となる。治療的方法としてのスヌーズレンは、異常や障害の克服およびそれらの除去に役立つ。特に、3.2.3章以下に紹介されているような提案によって、自己認知がより深くなり、身体が意識的に自覚され、体験、行動、活動の能力が全般的に広がる。学問的な要求に目を向ければ、治療的方法としてのスヌーズレンは、その目的、内容、方法、効果がより詳しく調査されなくてはならず、中には疑問を呈する場合もあるであろう。スヌーズレンを広い意味で支援方法として使うのであれば、先に述べた観察方法、検査方法はここでもすべて適用される。

## 教育的な発達支援としてのスヌーズレン

　治療的方法としてのスヌーズレンと違って、教育的な発達支援としてのスヌーズレンは、教育的なプロセスを支援するのに役立ち、知覚、情緒、認知、コミュニケーション、運動などのさまざまな教育領域に関係している。このスヌーズレン教育の目的は、以下の通りである。
・発達過程と学習過程の支援のための一般的な活性化
・環境体験の支援の拡大

## 第 1 章　基 礎

・基礎的刺激の集中的な受容
・コントロールされた空間の中で、集中し制御された知覚情報の提供
・社会構造の中への統合
・基本的な人間関係の構築（例えば、ノンバーバル・コミュニケーションも含めて）
・生活する上での能力の獲得
・リラックスを促す

　これらの目的は、治療として、および治療的介入目的としてももちろん望ましいものである。また教育的な発達支援に重点を置くならば、効率のよさは必ずしも証明されなくてもよい。
　一般的には、子どもたち、若者、そして大人も、スヌーズレンルームではいつも気分がよく、よくリラックスできることが観察されている。人びとは、視覚的、聴覚的、触覚的、振動的、運動感覚的、固有受容的、嗅覚的、また時には味覚的な領域で、特別な刺激を受ける。教育学的な観点からは、スヌーズレンは本人がしたいと思う活動を選ぶ時に、特別な自由と自己決定がある点で際立っている。これは、フルゼッヘとフェアフールが最初から追求している目標でもある（Hulsegge/Verheul 1997, p.10-12）。教師が、子どもや大人をスヌーズレンを通して「導いた」としても、それは自由な選択というもともとの考え方に矛盾するものではない。教師一人ひとりは、セッションの前にその時間の進め方についてあらかじめその計画を考えるという課題を一般的に持っている。多くの子どもや若者が、長時間にわたって指示もされずに1つの空間に集中していることは難しいものである。創始者たちの最初の着想である「嫌なことはしなくていい、したいようにしていいんだよ」という考えは教育的な取り組みの中で相対化された。すなわち、教育では教師の指示のもとで自由な活動が保障されているのである。ブレーマーは、スヌーズレンの効果を次のように描写している。

・リラックスする能力の向上
・自己攻撃的な行動の減少
・ある1つの活動を続ける集中力の向上

・自発的な活動や自身の主体性の向上
・より社交的になること
・コミュニケーション能力の改善
・活動と休息（リラックス）の間のバランスを図ること
（Brehmer 1994, p.29; 1997, p.376-386; Rohmann/Hartmann 1988, p.84参照）

　レクリエーション（レジャー）やリラックスするための当初の提案としてのスヌーズレンは、すべての年齢層の人びとにより多くの自由空間を提供し、介護者は利用者に刺激を提供したり、その様子を観察したり、危険な時に介入するにすぎない。したがって、学校教育で必要とされるような子ども自身の行動のコントロール力の育成はここではかなりの部分が関係なくなる。通常、スヌーズレンは教育支援全般に役立ち、予防的、または補足的に適切な行動をいっそう定着させるために行われる。スヌーズレンルームは、自己調整と日常のストレスからの解放を導く。空想のイメージや瞑想、適切な呼吸法が、後で自分自身をこの平静な状態へと導くための助けとなる。

## 自由な選択としてのスヌーズレン

　先に述べたように、スヌーズレンは直接事前に計画した治療的あるいは教育的意図がなくても提供することができる（3.2.20章参照）。そのような空間は、休息とリラックスに役立ち、一定の前提条件の下では、すべての人に提供されるべきである。その部屋の利用に関する規則は、前もって定められ、すべての人に見えるように掲示されなくてはならない（巻末資料：ドアの掲示参照）。介護者は、視覚的、聴覚的、嗅覚的、味覚的、触覚的なさまざまな刺激が選べるように提供し、利用者グループの多数の人の希望によって周囲の刺激環境を変化させること

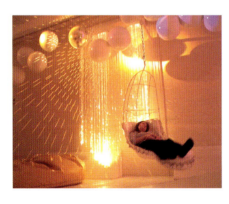

第 1 章　基　礎

ができる。ここでは、スヌーズレンは余暇のレクリエーションの1つであり、一般に、若者や成人のグループ、特に高齢者に利用される。危険を避けるためには、利用者に一定の時間的間隔をおいて意見や気分がどうであるかを聞くとよい。利用者は、自分の気落ちをそこに置かれた「業務日誌」や「心境の用紙」(巻末資料参照)に書くこともできる。そうすれば、介護者は提供された環境をそのまま維持してほしいのか、あるいは新しい要素を加えてほしいのかを知ることができる。教育学の専門書では、そのような個々人に対応して変化を加えるやり方を、いわゆる自由選択提案と呼んでいる。その際の前提条件は、利用者が自立していて、自己管理ができるということである。

　自由な選択としてのスヌーズレンを利用するならば、利用者は自分の判断で時間の長さを決められる。しかしたいていの場合、スヌーズレンルームの利用には、計画が立てられていることが多い。その際には、すべての利用希望者のために、「リラックス・スヌーズレン」のための開室時間を掲示などではっきりとわかるようにする。このレクリエーション活動としてのスヌーズレンでは、利用者自身が外界から遮断されてひきこもるための十分な隅のコーナーや小さな空間を設けることが必要である。それには、可動式のパーテーションやカーテン、蚊帳、カスケード噴水、造花などが役に立つ。入口の近くには、予備の毛布やクッションを置く。この「領域的な境界設定」と、必要ならば、適当なコミュニケーション(利用者同士または介護者と利用者)を提供することによって、プライベートな雰囲気を作ることができる。部屋には快適に座ったり横になったりできる場所、座れるクッション、毛布、毛皮などが備えられている。しば

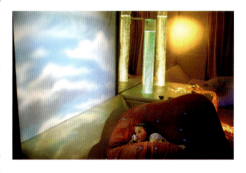

しば、「ミュージック・ウォーターベッド」がスヌーズレンルームに置かれていることが多く、特に触覚性、運動感覚性、振動性の刺激を知覚するのによい。これは「温度調節したウォーターマットレスの上に心地よく横になっていると、瞑想

33

的な音楽が聞こえるだけではなく、『ウォーターサウンドシステム』によって振動としても経験される」ものである（Brehmer 1994, p.31）。振動、心臓の鼓動、呼吸を感じることによって、落ち着き、深くリラックスすることができる。自己認知が深められ、理想的な場合には身体的、心理的な緊張がすばやく解ける。近年では、市場にバイブレーション機能付きの椅子やマットレスが出まわっており、ミュージック・ウォーターベッドと似た効果を得ることができる。利用者は、リラックスしたり、くつろいだり、よい気持ちになるためにスヌーズレンルームへとやってくる。

「リラックス方法」という上位の定義は、身体的、心理的な安静や活動停止を目的とし、自律神経系の変化を導く心理学的な治療のすべての方法を含んでいる。さまざまな方法を定期的に長期にわたって実施した後は、筋肉の緊張が減少し、呼吸がゆっくり規則正しくなり、脈が下がるなどの生理学的な特徴が出ることが証明されている（Bottcher 1989, p.15参照）。このような調和した状態には気分の変化がつきもので、普通、身体的かつ精神的にゆったりとした状態と、外界からの刺激に対する無反応に顕著に現れる。利用者は、1つ1つのスヌーズレン・セッションの後で、休息と精神的なリフレッシュを体験する。

## 1．5　スヌーズレンの特別な内容と目的

前節では、スヌーズレンの一般的な目的を記述した。この節では、17の単元の特定の目的とそれ以降の3つの特別な単元の目的が要約されている。スヌーズレンルームは、一般に休息とリラクゼーションを促し、そして注意を集中させるための環境を提供する。したがって、その単元が特にこの目的の追求を意味するならば、これらの目的は再び繰り返されるだけである。各単元の個々の目的は相互に重なり合っていて、異なる単元でも再び登場する。そのため、単元と目的だけを以下に詳述する。

第1章　基　礎

第1単元
3.2.1　スヌーズレンの部屋に慣れる
目的：・部屋にある器材に親しむ
　　　・さまざまな休息場所を試す
　　　・さまざまな視覚刺激の効果を体験する
　　　・さまざまな光の組合わせを体験する
　　　・器材や休息場所の個人的な好みを特定する
　　　・呼吸に集中し、それを意識する
　　　・落ち着きとリラクゼーションを促進する

第2単元
3.2.2　部屋を探検する
目的：・想像性と創造性を引き出す
　　　・適度な緊張をつくる
　　　・グループの人たちと協力する
　　　・記憶力を高める
　　　・集中する
　　　・音楽を使って創造する

第3単元
3.2.3　バブルチューブの効果を体験する
目的：・注意力と集中力を高める
　　　・視覚刺激の追視を促す
　　　・記憶力を訓練する
　　　・さまざまな身体の部分の触覚を刺激する
　　　・グループの人たちと一緒に活動することを奨励する
　　　・想像性と創造性を養う
　　　・静けさとリラクゼーションを体験する

第4単元
3.2.4 触ったり触られたりする
目的：・皮膚を触覚的に刺激する
　　　・無意識的に、そして意識的に触覚を体験する
　　　・身体図式の感覚を養う
　　　・用具（小物）の手触りを感じる
　　　・音を聴いて認識する
　　　・音楽のリズムと音量に応じて動く
　　　・相手と親しくなる
　　　・リラックスする

第5単元
3.2.5 用具（小物）を見つけて音源として使う
目的：・自分で用具（小物）や楽器をつくる
　　　・用具（小物）の特性を知って実際に体験する
　　　・技能と協同動作を練習する
　　　・力加減を練習する
　　　・相手を思いやる
　　　・音の特性を知って練習する
　　　・リズミカルな創造性を練習する
　　　・グループの人たちと音楽をつくる

第6単元
3.2.6 写真やスライドの画像を使って想像力を養う
目的：・写真やスライドの画像を並べて物語をつくる
　　　・音を使いながら物語を語る
　　　・一緒に創造的な解決を見つける
　　　・自己表現力を養う
　　　・意味を持つ物語を語る

## 第7単元
### 3.2.7　音を使って想像力を養う
目的：・部屋にある視覚刺激の器材を音とつなげる
　　　・音を視覚的なイメージとつなげる
　　　・相手と「音の画像」をつくる
　　　・視覚刺激の器材の役割を意識する
　　　・楽曲を視覚刺激の器材とつなげる
　　　・結果について考え、振り返る

## 第8単元
### 3.2.8　嗅ぐことと味わうことで想像力を養う
目的：・嗅覚を用いてにおいを鑑別する力を養う
　　　・リラクゼーションのプロセスを支援する
　　　・視覚を活性化する
　　　・話し言葉とコミュニケーションを促す
　　　・記憶を呼び起こす
　　　・嗅覚と味覚をより活性化させる
　　　・アイデアを発展させる

## 第9単元
### 3.2.9　視覚的な刺激をリズムと音に結びつける
目的：・楽器の音を聴き、光源の効果と結びつける
　　　・光源の効果に合う楽器を選ぶ
　　　・グループの人たちの同意と責任意識を養う
　　　・注意力と集中力を養う
　　　・一緒に作曲し、奏でる
　　　・想像性を養う
　　　・リラックスして落ち着く

第 10 単元
3.2.10　光と音の瞑想
目的：・静かな態度で過ごす
　　　・沈静に耐える
　　　・集中する
　　　・自分自身を振り返る
　　　・さまざまな光源に目を向ける
　　　・自分の動きをグループの人たちの動きに合わせる
　　　・ゆっくりと動く


第 11 単元
3.2.11　海中物語を体験する
目的：・泳ぐ動きと潜る動きをまねる
　　　・特別な装置を身体につけ、その動きの変化を体験する
　　　・想像性を刺激する
　　　・他の状況に身を置くことを想像する
　　　・言葉のガイダンスでリラックスする
　　　・体験したことを話す
　　　・耳を澄ます


第 12 単元
3.2.12　集中する
目的：・いろいろなことを覚える
　　　・対象について考える
　　　・物語を語る
　　　・想像性を養う
　　　・創造的で芸術的なデザインをする
　　　・リラックスする

第13単元
3.2.13　思い出す
目的：・写真を言葉で説明する
　　　・聞き取る
　　　・過去の出来事を思い出す
　　　・想像性を養う
　　　・決定する
　　　・合意する
　　　・リラックスする
　　　・物語に耳を澄ます


第14単元
3.2.14　息
目的：・正しい呼吸の方法を理解する
　　　・深い呼吸を促す
　　　・海と潮風と雨と風とを関連させる
　　　・印象を言葉で表す
　　　・お互いにコミュニケーションを取り合う
　　　・静かに過す


第15単元
3.2.15　深いリラクゼーション
目的：・緊張をほぐす
　　　・筋肉を緩める
　　　・体をさまざまな圧力で触る
　　　・相手に親しみ、相手を思いやる
　　　・相手と会話をする
　　　・暖かさと身近さを感じる
　　　・快い響きを聴く
　　　・深呼吸する

・自分自身の内面の声を聴く
　　　・思いを自由にめぐらせる

第 16 単元
3.2.16　動物と親しくなる
目的：・動物の生き方について学ぶ
　　　・相手とやり取りする
　　　・想像性を養う
　　　・暖かさと身近さを感じる
　　　・柔らかい毛皮を触る
　　　・音と感触でリラックスする
　　　・明るい雰囲気をつくる

第 17 単元
3.2.17　安心を見つける
目的：・長い沈黙を体験する
　　　・画像と音楽による瞑想を体験する
　　　・物語を通して想像性を養う
　　　・絵と音楽による体験を言葉にする
　　　・内容を適切に深める
　　　・体験したことを絵に描いて置き換える

第 18 単元
3.2.18　プロジェクト「オリエント」
目的：・異文化に身を置く
　　　・オリエントでの暮らし方を理解する
　　　・市場(バザール)の生活を理解する
　　　・写真を言葉と活動で説明する
　　　・一緒に演劇の筋書きを計画する
　　　・想像性を養う

第 1 章　基　礎

　　　・役割を担い、場面を演じる
　　　・ルールを守る
　　　・嗅覚と味覚を刺激する
　　　・リズミカルに踊る
　　　・体験したことを振り返る

第 19 単元
3.2.19　パーティーとお祭りとお祝い
目的：・パーティーを成功させるための雰囲気をつくる
　　　・イベントに光・色・音・香りの刺激要素を取り入れる
　　　・部屋を創造的に装飾する
　　　・装飾した部屋でよい気分になる
　　　・想像性をかき立てる
　　　・嗅覚と味覚を刺激する
　　　・嗅覚的なアロマと味覚的なアロマを覚える
　　　・1 枚の絵を正確に組み合わせる
　　　・細かい運動のスキルを養う
　　　・耳を澄ませる
　　　・楽しませる

第 20 単元
3.2.20　リラクゼーション・スヌーズレン
目的：・部屋を休憩・休養・リラクゼーションの場所として使う
　　　・部屋で心地よいと感じる
　　　・部屋を自由スヌーズレンとして準備し、落ち着きのある雰囲気を
　　　　つくる
　　　・適当な光源の要素を使う
　　　・適当な音楽を選ぶ
　　　・適当な香りを使用する
　　　・自由スヌーズレンに応じた関連器材を準備する

・自由スヌーズレンのルールを守る

# 第2章　情　報

　情報源の使用には長い伝統があり、1658年にコメニウスの絵の入った教科書("The Orbis Sensualism Pictus"(『目で見る世界』))で、すでによく知られている。そのような視覚教材は言葉から、文書やイメージ、表情、ジェスチャー、ゲーム、演劇またはパーティーなど、何でもありうる。通常、それらは技術的な援助と材料、例えば、電子装置、装飾、音声の出るもので視覚的な器材または文学と関係している。異なる種類の情報源は、学習過程を組織して知識の習得を援助する。それらは学習内容を見えるようにして、外界における直接の接触が可能でない場合に間接的な経験を提供するのを手伝う（例えば、重度の障害のある人びと、動作の不自由な人びとにとって、悪天候の場合や時間が不足した場合など）。「為すことによって学ぶ」のような自分自身で行う直接的な学習には、さまざまな情報源の使用を要する。スヌーズレンではさまざまな器材を使うことが知られている。そして、それらの数の多さと多様性から、特に1つ1つの器材についてよく考えて、慎重な方法で利用することが求められる。利用者への介助は、刺激の過重な負荷がかからないように行う必要がある。その際、香りだけでなく、音と光の刺激は有効な手段である。

・選択した目的を実際に実現させる
・特定の内容に関する情報を伝える
・特定の目標をもつグループの人たちを活動的にする
・特定の方法による考えを実行する
・特定の基本的な状況を改善する

(Kron 2000, p.324; Tulodziecki 1998 参照)。

　本章では、本書に登場する引用・参考文献のすべてを示す。すべての作品

を記載している音楽の引用リストもある。そして第3章の「実践」では、我々がよく使った（本またはCDの）リラックスする物語の一部の一覧を詳述した。ちなみに、筆者の3冊目のスヌーズレンの本『スヌーズレン―もう一つの世界への招待―』の第4章の中では、スヌーズレンの器材を用いた音楽の正しい使用方法を解説している（Mertens, Tag, Buntrock 2008 参照）。

　スヌーズレンは人間の知覚を刺激するのに効果があり、神経学と認知心理学が重要な基礎となっている。スヌーズレンの主な重点の1つがリラックスの方法にある。スヌーズレンの機能に関するほとんどの研究が、これまで科学的にまたは教育学的になされてこなかったので、ごくわずかな専門の文献でしかこの話題については触れていない。

　スヌーズレンルームの特殊な効果は、その部屋の設計からきている。たいていの場合、同時に利用できる器材があまりにたくさんある。この理由から、2.3章～2.5章は、部屋の計画と安全対策について述べている。ここに紹介している基本的な部屋は、目標をもつグループの人たちのニーズと予算に応じて設置することができ、利用者への当初の支援方針をスヌーズレンルームの建設または改造に生かすことを目的としている。

## 2．1　スヌーズレンの文献紹介

**Berger, L.:** Musik, Magie&Medizin. Jungermann-Verlag, Paderborn 1997

**Birbaumer, N.; Schmidt, R. F.:** Biologische Psychologie. Springer-Verlag, Berlin 1991, 2. Aufl.

**Böttcher, S.:** Respiratiorisches Feedback als Entspannungstherapie bei essenzieller Hypertonie. Munchen 1989, 3-16

**Brand, I.; Breitenbach, E.; Maisel, V.:** Integrationsstorungen. Ed. Bentheim, Wurzburg 1997, 6.Aufl.

**Brandis v. H. J.; Schonberger, W.:** Anatomie und Physiologie. Gustav Fischer Verlag, Stuttgart 1988

**Brehmer, C.:** Snoezelen-Freizeitangebot mit einer therapeutischen

Wirkung für Behinderte und Nichtbehinderte. In. Z. f. Heilpadagogik 45 (1994) 1, 28-31

**Brehmer, C.**: Snoezelen-eine Einfuhrung und theoretische Zuordnung. In: Die neue Sonderschule 42 (1997) 5, 376-386

**Büker, U.**: Ertrunkene Kinder. Der Einsatz der Basalen Stimulation bei Kindern im apallischen Syndrom nach Beinahe-Ertrinkungsunfallen. In: Frohlich, A.;

**Bienstein, Ch.; Haupt, U. (Hrsg.)**: Fördern-Pflegen-Begleiten. Beiträge zur Pflege-und Entwicklungsförderung schwerst beeinträchtigter Menschen. Verlag selbstbestimmtes Leben, Düsseldorf 1997, 101-108

**Bundschuh, K.**: Einfuhrung in die sonderpadagogische Diagnostik. Ernst Reinhardt- Verlag, Munchen, Basel 1999, 5.Aufl.

**Cleland, Ch. C.; Clark, Ch. M.**: Sensory deprivation and aberrant behavior among idiots. In: American Journal of mental deficiency (1966/67) 2, 213-225

**Des Rosiers, F.; Theroux, M.**: Snoezelen coming to us from different directions, how it gets efficient. In: Mertens, K.; Verheul, A. (Hrsg.): Snoezelen-viele Lander-viele Konzepte. Bericht vom Internationalen Symposium 2002 in Berlin. Berlin 2003, 86-92

**Dogs, W.**: Konzentrative Entspannungstherapie. Das autogene Training. Walter Braun- Verlag, Duisburg 1980, 8. Aufl.

**Gimbel, T.**: Heilen mit Farben. AT-Verlag, Aarau 1994

**Goldstein, E. B.**: Wahrnehmungspsychologie. Eine Einführung. Spektrum Akademischer Verlag, Heidelberg, Berlin, Oxford 1997

**Greifenhagen, S.**: Tiere als Therapie. Neue Wege in Erziehung und Heilung. Verlag Droemer Knauer, München 1991

**Grossmann-Schnyder, M.**: Beruhren. Hippokrates-Verlag, Stuttgart 1992

**Gschwend, G.**: Neurophysiologische Grundlagen der Hirnleistungsstörungen. erkennen-verstehen-rehabilitieren. Karger-Verlag, Basel u. a. 2000, 2. Aufl.

**Gschwend, G.**: Die neurophysiologischen Grundlagen des Snoezelens. In:

Mertens, K.; Verheul, A. (Hrsg.): a. a. O., 52-64

**Gunther, S.:** Snoezelen. Traumstunden für Kinder. ökotopia-Verlag, Münster 2002

**Henglein, M.:** Die heilende Kraft der Wohlgerüche und Essenzen. Oesch-Verlag, Zurich 1985

**Herrmann, N.:** Kreativitat und Kompetenz. Das einmalige Gehirn. Paidia-Verlag, Fulda 1991

**Heuermann, M.:** Getraumte Tanze-Getanzte Träume. borgmann publishing, Dortmund 1995, 2. Aufl.

**Hulsegge, J.; Verheul, A.:** Snoezelen-Eine andere Welt. Bundesvereinigung Lebenshilfe für geistig Behinderte (Hrsg.). Lebenshilfe-Verlag, Marburg 1997, 6. Aufl.

**Kolb, B.; Whishaw, I. Q.:** Neuropsychologie. Spektrum Akademischer Verlag, Heidelberg, Berlin, Oxford 1996, 2. Aufl.

**Kron, F.W.:** Grundwissen Didaktik. Ernst Reinhardt-Verlag, Munchen, Basel 2000

**Kükelhaus, H.; Zur Lippe, R.:** Entfaltung der Sinne. Rowohlt-Verlag, Reinbek 1988

**Leyendecker, Ch.:** Mehr als nur 'Prinzip Hoffnung'. Sensorische Anregungen und körpernaher Dialogaufbau mit nichtsprechenden schwersthirngeschädigten Personen. In: Z. f. Heilpadagogik 48 (1997) 3, 109-116

**Lutz, R.:** Euthyme Therapie. In: Margraf, J. (Hrsg.): Lehrbuch der Verhaltenstherapie.

**Bd. 1:** Grundlagen, Diagnostik, Verfahren, Rahmenbedingungen. Springer-V., Berlin u. a. 1996, 335-351

**Mertens, K.:** Diagnose von Bewegungsauffälligkeiten und Entwicklungsforderung über

**Bewegung. In:** Z. Bewegungserziehung 51 (1997) 1, 2-12

**Mertens, K.; Verheul, A. (Hrsg.):** Snoezelen-viele Länder-viele Konzepte.

Bericht vom Internationalen Symposium 2002 in Berlin. Berlin 2003

**Mertens, K. et al.:** Snoezelen-Anwendungsfelder in der Praxis. Verlag modernes lernen, Dortmund 2005

**Mertens, K.; Tag, F.; Buntrock, M.:** Snoezelen-Eintauchen in eine andere Welt. Verlag modernes lernen, Dortmund 2008

**Michalik, F.; Feiler, A.:** Aromatherapie. Kreativ-Verlag der DRK Krankenhaus GmbH Saarland, Saarlouis 1996

**Neander, K.-D.(Hrsg.):** Musik und Pflege. Verlag Urban & Fischer, Munchen, Jena 1999

**Nohl, H.:** Die pädagogische Bewegung in Deutschland und ihre Theorie. Verlag G. Schulte- Bulink, Frankfurt/M. 1949

**Nydahl,P.; Bartoszek, G.:** Basale Stimulation. Neue Wege in der Intensivmedizin. Ullstein Medical-Verlag, Wiesbaden 1998

**Olbrich, E:** Die Bedeutung von Heimtieren fur die Gesundheit und Lebensqualität älterer

**Menschen. In: Mertens, K. (Hrsg.):** Aktivierungsprogramme für Senioren. verlag modernes lernen, Dortmund 1997, 397-423

**Oppolzer, U.:** Ganzheitliches Gehirntraining mit K. O. P. F. Spielend lernen von 9-99. borgmann publishing, Dortmund 1996

**Petermann, U.:** Entspannungstechniken fur Kinder und Jugendliche. Beltz-Verlag, Weinheim, Basel 1999

**Rico, B. M.:** Kontrollierte Studie zur Anwendung der Lichttherapie mit Hypericum bei Saisonal Abhangigen Depressionen (SAD). Inaugural-Dissertation. Bonn 1995

**Rohmann, U.; Hartmann, H.:** Autoaggression. Grundlagen und Behandlungs- möglichkeiten.Dortmund 1988, 1-109

**Sacks, O.:** Eine Anthropologin auf dem Mars. Rowohlt-Verlag, Reinbek 1995

**Schroder, H.;** Theorie und Praxis der Erziehung. Ehrenwirth-Verlag, Munchen 1995

**Schumann, W.:** Therapie und Erziehung: Zum Verstandnis beider Begriffe und zu ihrem Verhältnis zueinander unter schulischen Aspekten. Klinkhardt-Verlag, Bad Heilbrunn 1993

**Sieveking, C.:** Beziehungsqualitäten in der Beruhrung. Berührungsqualitäten in der Beziehung. In: Fröhlich, A.; Bienstein, Ch.; Haupt, U. (Hrsg.): Fördern-Pflegen Begleiten. Beiträge zur Pflege-und Entwicklungsförderung schwerst beeinträchtigter Menschen. Verlag selbstbestimmtes Leben, Düsseldorf 1997, 57-65

**Shapiro, M.; Bacher, S.:** Snoezeling. Controlled Multi-Sensory Stimulation. A Handbook for Practitioners. Beit Issie Shapiro 2002

**Stadler, H.:** Rehabilitation bei Körperbehinderung: Eine Einfuhrung in schul-, berufs-und sozialpädagogische Aufgaben. Verlag W. Kohlhammer, Stuttgart u. a. 1998

**Strasburg, H.-M.; Dacheneder, W.; Kreis, W.:** Entwicklungsstorungen bei Kindern. Verlag Urban&Fischer, Munchen, Jena 2003, 3. Aufl.

**Suhrweier, H.; Hetzner, R.:** Forderdiagnostik für Kinder mit Behinderungen. Luchterhand-Verlag, Neuwied u. a. 1993

**Thomas, L.:** WOW! Snoezelen in Action at Bloorview MacMillan Children's Centre, Toronto. In: Mertens, K.; Verheul, A.: A. a. O., 157-169

**Tulodziecki, G.:** Medien in der Grundschule. In; Becher, H.-R.; Benneck, J.; Jürgens, E. (Hrsg.): Taschenbuch Grundschule. Baltmannsweiler: Schneider-Verlag, Hohengehren 1998, 3. Aufl., 227-236

**Zieger, A.:** Informationen und Hinweise für Angehörige von Schädel-Hirn-Verletzten und Menschen im Koma und apallischem Syndrom. Eigenverlag, Oldenburg 1997

**Zimbardo, Ph. G.:** Psychologie. Springer-Verlag, Berlin u. a. 1992, 5. Aufl.

リラックスする物語

**Bencsik, A.:** Fantasie-Reisen zur Krankheits-und Schmerzbewältigung. Kreuz-Verlag, Stuttgart 1999

Buntrock, M.; Wyrwa, H.: Der kleine Konig Siebenreich und der Zauberwald der Klänge. MBM 2002

Dahlke, R.: Märchenland. Entspannung und Fantasie für Kinder. Bauer Musikverlag Freiburg 1998

Die kleinen Leute von Swabedoo. (Verfasser unbekannt): Verlag partisch & ziemann, Wahlstedt 1988

Eicke, W.: Der kleine Tag. Verlag partisch&röhling, Bad Segeberg 1994

Heuermann, M.: Geträumte Tanze-Getanzte Träume. borgmann publishing, Dortmund 1995, 2. Aufl.

Kiphard, E J.: Lose Dich vom Stres. Entspannung und Meditation für den Alltag. (Musikkassette). verlag modernes lernen, Dortmund 1990

Kreusch-Jacob, D.: Das Wolkenboot. Patmos Verlag GmbH & Co. KG, Düsseldorf 1996

Kreusch-Jacob, D.: Lieder aus der Stille. Patmos Verlag GmbH & Co. KG, Düsseldorf 1995

Krowatschek, D.: Mit dem Zauberteppich unterwegs. AOL-Verlag, Lichtenau 2001

Muller, E.: Auf der Silberlichtstrasse des Mondes (Buch und CD). Kösel-Verlag, Munchen 1995

Müller, E.: Träumen auf der Mondschaukel. Kösel-Verlag, Munchen 1998

Snuit, M.: Der Seelenvogel. Carlsen-Verlag, Hamburg 1991

Sprenger, W; Funke, H.: ... auser Du liebst Dich. nie/nie/sagen-Verlag, Konstanz 1990

Walterspiel, B.: Das Abenteuer der Bewegung. Die Feldenkrais-Methode (Tonkassette). Kösel-Verlag, Munchen 1989

## 2.2 スヌーズレンの音楽

ACAMA: Bell of Tibet (Tibetanische Klänge). Polyglobe Music Austria

1997
**Buntrock, M.:** Das Meet GBMusic 1993
**Buntrock, M.:** Traumreise. GBMusic 1993
**Buntrock, M.:** Reise zur Trauminsel. MBM Records 1998
**Buntrock, M. u. Paetsch, G.:** Spaziergang am Bach. GBMusic 1993
**Buntrock, M. &Greifenberg, D,:** Ausruhen am Bach. MBM Records 2001
**Buntrock, M. u. Wendland, A.:** Dream Time. GBMusic 1992
**Buntrock, M. u. Wendland, A.:** Wolkenflug. GBMusic 1994
**Wendland, A. & Buntrock, M.:** Silence. MBM Records 2001
**Carls, L.; Zöbelin, U.:** Albatros. Ed. Neptun 1986, IC 8402
**Deutscher, D.:** Welche Farbe hat die Welt. In: Marmor, Stein und Eisen bricht. Teldec 1987
**Dos Guitarras:** La Gomera. Kit Sound, LC 6799
**Evans, G. E.:** Irish Gipsy. Margita New Instrumental 1990/1, MAR 3807
**Falla, M., De:** The Essential Falla. Decca Record, PY 925
**Fiala, F.:** Oboenquartett
**Garbe, Ch.:** Gute Nacht, mein Kind. mentalis Verlag GmbH 1999
**Grieg, E.:** Aus Holbergs Zeit
**Grieg, E.:** Peer-Gynt-Suite
**Handel, G. F.:** Wasser-/Feuerwerksmusik
**Hotel El Fatimi.** Iberostar 2002. Mini Disco 2002-12-1
**Khatchaturian, A. U.:** Gayanek-Suite. Decca Record LC 00171
**Kramer, K.:** Eine Reise durch Glockeneuropa. Motette 1997, CD 12311
**Lanner, M.:** Ländler und Walzer
**Meusel, W:** Allerlei Bewegung-Spielen, Tanzen, Musizieren. verlag modernes lernen, 1990
**Mozart, L.:** Schlittenfahrt
**Mozart, W A.:** Frühe Symphonien. Die Deutschen Tanze. Divertimenti
**Müller, E.:** Duft der Orangen. Munchen 1999. Mignon-Vertonungen von Franz Schubert, 1999

**Pink Panther:** www.pinkpanther.de

**Ruhland, K.; Niederaltaicher Scholaren:** Musica Muystica. Sony Classical, SMK 52584

**Schami, R:** Erzähler der Nacht. Frankfurt/Main, Network Medien GmbH, LC 6759

**Schubert, F.:** German dances

**Schubert, F., Schumann, R., Wolf, H.:** Mignon Vertonungen

**Smetana, B.:** Mein Vaterland (Die Moldau)

**Stamitz, C.:** Wind Symphonies

**Spiegel der Stille 2:** Musik zum Ausatmen & Sichfallenlassen. Philips Classic Production, LC 0305

**Wiener Glasharmonika Duo Autre Monde.** Lotus Records 1993, LC 3622

**Williams, J.:** Prologue-Soundtrate Harry Potter. Atlantic. Warner Vertrieb 2001. http://www.harrypotter.warmerbros.de/home.html

## 2．3　スヌーズレンルームの計画と設置

　近年、スヌーズレンルームの器材や装置に関する市場は著しく拡大した。しかしスヌーズレンルームを利用する人びとがそうした器材等をどのように使うことが適切であるのか、またその使用の終わり方について正しく理解していないことや、大量の器材や小物の中から利用者の目標にそってふさわしいものを選ぶことができずにいることが多い。インストラクター（介護者や指導者）が、同種の人びとのグループとともに働くならばアドバイスは容易かもしれない。すなわち、幼児または子どもたちだけと、あるいは、一団の大人だけと、または、特に高齢者だけと、あるいは、ホスピスの人びとだけと働く場合である。部屋は、おのおのの特定の目標をもつグループの人びとのニーズに適していなければならない。いくつかの会社（付録を参照）、または「国際スヌーズレン協会」（ISNA）は、そのような時に経験豊かなアドバイスを提供してくれる。その際にはどのような部屋がふさわしいのかを協議する

ために、部屋のレイアウトまたは間取り図に加え、目標をもつグループの人たちに関する関連した情報を提供する必要がある。例えば、次のような項目である。

・障害に関連した諸々の情報、そして利用者のおおよその年齢と人数
・(利用者の要望に基づく)必要な条件、利用者のもつ症状の傾向
・部屋の利用に関するスタッフ・メンバーの考え
  (休息とリラックス、コミュニケーションと接触、問題の処理の仕方、場面の切り替え、支援方法とグループの仲間との関係、学習と探検することなど)
・提案された部屋の規模についての仕様

　これらを基にすべての異なる年齢の人びとに対して、またいろいろなニーズに応じて利用可能な基本的な部屋の案が出される。利用するグループごとの異なる要求にも対応することができるように考えられている。気持ちの良い雰囲気は、種類の異なる感覚刺激によってつくられる(1.1章参照)。通常、すべての部屋(スヌーズレンルーム)には、以下のものを必要とする。

・適当な温度(22〜24℃)
・きちんと換気されていること
・良いにおい
・目標(一般に、50ルクスの灰色表示の光)に基づいて適合した照明
・快適な座席でくつろげる機会があること
・異なるサイズの十分な数のクッションと毛布
・可動式の壁
・音楽(CD)のコレクション
・音響をコントロールすることのできる装置

　基本的な部屋は、「白」(あるいは白に近い色、これは最も視覚効果を強調する色調)である。そのような部屋は、すばやくまわりを変えることができるという利点がある。例えば、単に天井に、壁に、または、ベッドと座席の上にカラフルな織物を掛けてもよい。部屋の広さは25㎡ほどあるとよい。部屋

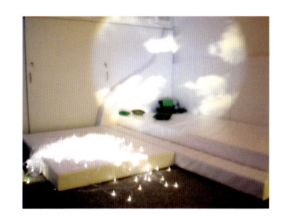

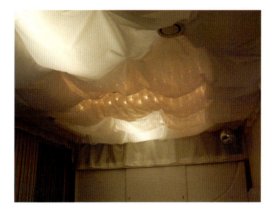

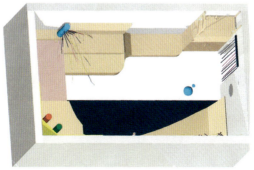

の床は、コルク、耐久性のあるゴム製、または硬いフェルトで覆う必要がある。床は簡単に掃除することができ、身体障害のある人びとが歩いたり、安全に車椅子を操作して横切ることができなければならない。天井にある白いパラシュートや絹の布地は、天井灯の光を隅々まで届かせるための方法として採用されていて、天井を覆う凸鏡は、人びとが横になることができる空間よりも上に取り付ける。

　部屋のドアを開けるとすぐに、入口空間より上に設置してあるブラックライトと戸枠から下がっている蛍光管チューブが人の注意を引く。必要ならば、これらはスライド・ロッドに固定することができる。幅1m（車椅子が通るために必要な広さ）のドアの後には、より小さな材料（例えば、ファブリック・ボール、マッサージ・ローラーなど）と内蔵音響システムを含む白いラッカーを塗った保管戸棚がある。2つまたは4つのスピーカーは、部屋の角（コーナー）に取り付けられる。音の出るウォーターベッドを設置するのであれば、スピーカーに接続する。色の付いた旋回板（色旋回板）と液体プロジェクターの光源は、戸棚より上に取り付け、色旋回板はミラーボールに向けられる。ミラーボールはまずはじめに天井に固定する。さもなければ部屋全体を通じて動く光のつぶによって生じる視覚効果が失われてしまう。部屋の中心から少し離れた所にミラーボールを設置することは非常に重要である。ミラーボールのモーターは、静かなものを使い、また回転はゆっくりである方がよい（1分間当たり1回転）。液体のプロジェクターは、反対側の壁を照らす。

　入口を入って右側の収納戸棚の奥には、3つの異なる高さの座席の空間が続く。1つ目は20cm（推奨）、2つ目はウォーターベッドに隣接させて50cm（50〜70cmで、大体1歩に相当）ほど、3つ目はドアの反対側の壁の向こうに、70cmの高さで設置する。

　最後の空間は、ウォーターベッドである。これは、1つの安定した空間をつくり出していて、かなり高齢の人や障害のある人、またはその人に付き添う介護者にも役立つ。これらの人たちは、安定した方向に向かって座るか、座席から直接ベッドに横になろうとして体位を横にすると予想される。2つ目と3つ目の椅子の間には、長さ5mほどの光ファイバー・カーテンが壁に付

第 2 章　情　報

けられる（または部屋のコーナーに置かれる）。2つ目と3つ目の椅子に座っている人が光ファイバー・カーテンで仕切られ、それはコーナーに位置している。3つ目の椅子またはウォーターベッドより上に天蓋（蚊帳）を下げる。必要ならば、人が横たわっている状態（1.3章参照）をその周囲からかくすこともできる。

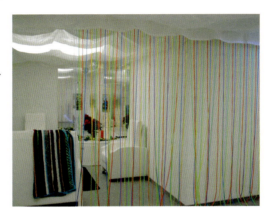

　左コーナーには、色の付いたホイール付きの2本のバブルチューブがパッドを入れた土台の上に置かれる（p.53参照）。それらは、天井または壁に安全に固定する。2本のバブルチューブを映す、部屋の高さほどあるアクリル製の鏡は、コーナーの両方の壁に取り付ける。歪曲した鏡像にならないように、堅い鏡材料を使用する。利用する2本のバブルチューブには大きさの違いもある。さらにバブルチューブのポンプとモーターが静かに回転することが重要である。隣接した壁全体をカバーするには、20cmの推奨された高さをもつマットか車椅子、肘掛け椅子またはソファーが入るための床面積が必要である。そ

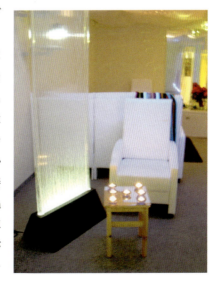

のマットの後ろには、詰め物を入れたヘッドボードまたは傾斜したクッションを壁に付けることができる。すべてのマットまたはベッドの端と隅には、自然な形がある(ウォーターベッドは別として)。つまり、それらは部屋の中央へ向かってまわりを取り囲んでいる。

　部屋の中ほどの場所には、電池の入ったファイバーグローを織り込んだ天の川と星のカーペットがある。ゆっくり回転するモーター付きの色旋回板は、一定した色の変化を見せる。それに加えてドアからウォーターベッドへの経路は、人が歩くことができ、車椅子でも容易に通れるようにすっきりさせておく。反対側の壁に映像を写すスライドプロジェクターは、マットの高さよりも上に固定する。可動式の光ファイバー・カーテンは部屋を仕切ることができ、必要に応じて移動させる。スポットライトとクッションと毛布の色をどのようにするかは、部屋にそれぞれ異なる印象を与える。ミラーボールを照射する色旋回板のライトは液体のプロジェクター、バブルチューブ、星のカーペットの効果が失われない程度の控えめな色を使うとよい。重要なことは、同時にすべての器材のスイッチを入れるのではなく、作動させる器

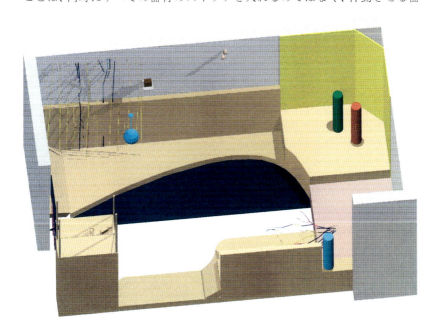

第2章 情報

材は少ないほどよいことである。触覚用のボードは、廊下、または、別の部屋に置いておく。モビールも控えめに使うとよい（必要ならば掛けるだけでよい）。アロマディフューザー（香り拡散器）の使用も重要である。気持ちをリラックスさせる効果をもたらすには、その中にオレンジ、ライム、メリサ、ユーカリ、ベルガモット、ジンジャー、ラベンダーを入れるとよい。気持ちの苛立ちを抑えるのには、天然の物質（エッセンシャルオイル）のみを用いる必要がある（2.5章参照; Michalik/Feiler 1996; Henglein 1985参照）。

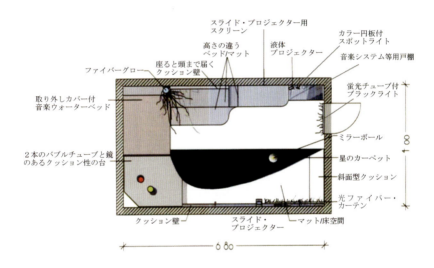

図2　スヌーズレンルーム内の配置図（モデルルーム）

## 2．4　スヌーズレンの器材

2.3章で述べたモデルルームでは、いくつかの器材について技術的な説明をした。我々の経験では、基本的な部屋はごくわずかな視覚刺激と音響器材でさえ、効果が現れることがわかっている。利用する器材は、個々の状況（利用する人たち、部屋の大きさ、その人たちの現在の状態）に沿って組み合わ

せる。以下のアイテムは、基本的な器材として推奨されている。
- バブルチューブ（効果を高めるために鏡の前に置かれる）
- ミラーボール
- 鏡用具（壁の小さなスペースや天井をカバーする）
- ミラーボールに向けられるスポットライト（色の付いたフィルターを用いないで、または色の付いたフィルターを用いて）
- 3枚の交換できるディスク（液体ディスク、雲、日暮れ）付きの液体プロジェクター
- 3mまたは5mの長さのファイバーグロー、あるいは、光ファイバー・カーテン（または滝）
- ブラックライト
- スピーカー付きのCDプレーヤー
- スライドプロジェクター

## 2.5　スヌーズレンルームの安全対策

　スヌーズレンルームは、利用者が部屋に入るとすぐに、魅力的で興味をもつことができるような雰囲気をつくらなければならない。それは、部屋の設計、さまざまな器材、照明、室温と楽しい音楽で構成される。また、安全対策は当然計画の段階で考慮されるべきものである。スヌーズレン器材の供給元は、ドイツの安全基準（TUV）を満たした器材である。その上で部屋はTUVのガイドラインに従って備えなければならない。そして、購入者は器材のどこかに必ず安全証明マークを表示しなければならない。利用者の危険、または不必要な危険の可能性を避けるために、次に示す基本的な配慮事項は特に重要である。

　スヌーズレンルーム全体について
　部屋は、少しでも鋭い端があってはならない。ステップは明るくするか、小さな蛍光ランプを用いて見えやすくする。障害のある高齢の人びとのため

第 2 章　情　報

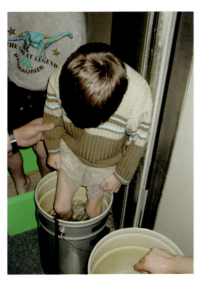
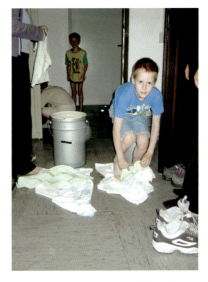

には、ステップの次に、長い壁に沿って手すりを付けることも有効である。部屋は、気持ちのよい温度（およそ22～24℃）を保たなければならない。幼い子どもたちはスヌーズレンルームでより活発に動く。その時、部屋の温度が1～2度下がってしまうので暖房器はしっかりと固定し、火傷をしないように取り付け、適切な温度を保つように気を付ける必要がある。床下暖房は、床マット、ウォーターベッドなど温度規制に影響するため、理想的な解決策であるとはいえない。暖房循環システムは、器材を置いていないスペースへ移動させなければならない。出口は、よく見える（照らし出される）ようにしておく。消火器は入口の隣に設置し、規則に従って定期的に保守点検を行う必要がある。危険な場合には、できるだけ早く援助を呼ぶことができるように、電話の近くに緊急電話番号のリストを置くことが望ましい。

　部屋のコーナー、または一方の壁（プロジェクターで照らされない面）の上の数枚の壊れない鏡、または天井の凸鏡によって視覚効果が増し、それは特定の活動の際に役立つ。スヌーズレンルームの近くに位置しているトイレ内の洗面所には、水道水でバケツを満たすことができる低い流し場がなければならない。ジャケットまたはコートを掛けるコート・ラックなどは、隣の部屋に用意する。

利用者がスヌーズレンルームで使用するソックスや靴を保管するために靴ラックも準備すると便利である。利用者は、入室の前に、一度温水（殺菌消毒薬）の入ったバケツに足をつけ、乾燥させる。スヌーズレンルームでの行動面に関する規約は、部屋に入る前に、すべての人びとに明白に見えるように掲示する。そこでは部屋の予定表、雑音についての規則と衛生を心がけることについて記す。そして、部屋の中で電気器材の基本的なセッティングを変えないように注意を促す。最後に、部屋の中での利用に関する「業務日誌」（付録参照）の記入を利用者自身で行うように依頼する。

　スヌーズレンの器材
　部屋の壁や特別なカーテン、座席、マット、床に耐火性の材料を使用することを推奨する。その表面は、衛生面を心配せずに座席でくつろげるように、洗濯することができるカバーで覆うことが望ましい。表面は滑らかであり、身体の曲線の隙間にも入るようにし、非浸透でなければならない。収納庫のキーと手すりは、暗がりで負傷するのを防ぐために出っ張らないようにする。ウォーターベッドは6か月ごとに定期点検をし、水抜きと水の補充を行う。この時、気泡が生じたら、細菌を防ぐ化学的なメンテナンスも、6か月ごとに行う。スヌーズレン器材を取扱っている会社（供給元）には、これらのメンテナンスを15ドル未満で行うサービスがある。
　バブルチューブは中を蒸留水のみで満たすので、蒸留水が減ってきたら、定期的に補充する必要がある。そして、必要に応じて藻類成長を止める化学薬品と石灰酸化物を加える。通常、利用者は照明が暗い時に部屋に入ってくるので、床が水平であることは最も重要なことである。コルクや長持ちのするゴム製の床板、または硬いフェルトのような材料は、すべらない表面と気持ちの良い暖かな感触にするのが最も適当である。今日ではこれらの床の表面は、蒸気掃除機で簡単にきれいにすることができる。

　スヌーズレンの電気器材
　スヌーズレンルームにおいて、バブルチューブ、スポットライト、液体の回転板、ファイバーグローまたはミラーボールのような電気器材の使用は今

第 2 章　情　報

　日では普通になったが、他方、興味深くて手頃な装置として、ブラックライト・チューブがある。ブラックライトの効果は、部屋の中のすべての白い素材が非常に美しい青色に輝くことである。これらの電気器材の設置は、必要な知識と技術、経験を持つ専門家に依頼するとよいであろう。器材の供給元（会社）で設置してくれるかもしれないし、定評のある設置者のリストがあるかもしれない。

　安全対策の1つとして、器材の電圧は12ボルト、または時々24ボルトの低電圧に変える必要がある。この器材を動かすポンプとモーターは、できるだけ静かでなければならない。雑音レベルは、供給元やメーカーによって違いがある。バブルチューブの下のポンプが木の床の上に配置されていたり、木の裾板で直接接触しているならば、それは振動を引き起こす原因となるが、気泡または他の絶縁材料で振動の元は取り除くことができる。バブルチューブには、異なるサイズがある。それらは色を統一したり、チューブの下に色旋回板を取り付けることができ、バブルの色をコントロールすることもできる。ボールまたは魚のような小さなアイテムをチューブの中に加えると更なる関心を呼ぶであろう。これらをすべて組み合わせてもよい。噴水があるスヌーズレンルームもある。流れる水の音には、落ち着いたり心が休まる効果がある。バブルチューブを購入するとき、安全を保証する目印を探した上で購入することである。その理由は、欠陥が見つかった時や事故が起こった時には、消費者は法的に保護されるからである。

　ファイバーグローは、あらゆる年齢層の人びとに大変人気がある。それらは、すべて（長さ1～5mのひも状のもので、小売店でも入手できる）一房のファイバーになっていて、カーテンまたは噴水として色を変えながら使用できる。また視覚効果の速度を調整するスイッチ制御装置が付いていてファイバーの先端は損傷を受けないように封をしなければならない。効果的な色彩の旋回板と旋回をするプロジェクターを購入するとき、プロジェクターのレンズが部屋にふさわしく、モーターが最小限の雑音放出（1分間当たり1回転）になっていて、ゆっくり回転することを確認することが重要である。プロジェクターは、壁、天井、床または他の表面上へ映像の映写ができるように調節可能であるかを確認することである。

3色の旋回板（液体の旋回板、雲、日暮れ）は、まず第一に推奨される。旋回板の上にオーバーヘッドプロジェクターで使用するペンを用いて絵を描くことによって、自分専用の効果旋回板を製作することができる。ミラーボールのモーターは調節することが可能でなければならない。1分間当たり1回転する設定は、リラックスするのにちょうどよい速度である。その際モーターからの雑音放出は、最小限とする。これと同じことが、振動しているクッション、またはマットからの雑音放出にもいえる。天井灯は、制光装置（リモコン）を使って操作する。一般に間接的な光は、特に敏感な目には楽しいものである。むき出しの明かり、例えばローソクは指導中でも灯しておく必要があり、安全面で注意を必要とする。

　音響システムは、リモコンを通して操作される必要がある。介護者はその場所でリモコン操作をすることで、部屋のまわりを歩き回ることによる妨害を避けることができる。この時、音量は適切でなければならない。そして、聴覚障害のある人びとは話者の近くに着席させなければならない。鼓膜を破るようなあまりにも大きな音を出すと、その高周波音は内耳に損傷を引き起こす可能性がある。したがって、大変重要なことは、適当な音楽を選んで、その周波数と音量を適度に調整することである（2.3章参照）。

　香りが時々部屋で使われるならば、天然物質（エッセンシャルオイル）だけを選ぶことが望ましい。これらの香りにとても敏感であったり、アレルギー反応または喘息発作を引き起こすおそれのある人もいるためである。どのような香りを使用するにしても、事前に利用者がかかっているかもしれないアレルギーについて聞き、適切に配慮する必要がある。

### スヌーズレンルームの利用者

　スヌーズレンルームへやってくる利用者は、さまざまな異なる背景を持っている。時々、高齢者または精神医学的な病気のある人びとが暗い部屋を恐れる場合が観察される。利用者は、戦争や自身の幼年時代または他の過去の出来事から暗闇で恐ろしい記憶を連想する。うつ病、躁病、または恐れのような病気に冒された人びととスヌーズレンを行う時には、50ルクス以上まで部屋を明るくしたりして、暗いスヌーズレンルームを見せることを避けるよ

第 2 章　情　報

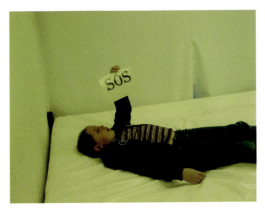

うにするとよい。この理由から、最初の単元では、明かりをつけたままにすることを勧める。あるいは、明かりを少しだけ薄暗くするだけに留める（Rico, 1995 参照）。

もしある人がこの部屋にいることを非常に心配そうに感じているならば、そして必要ならばその隣にいる人が危険信号カード（SOS カード）を手で挙げるようにする。とりわけ最初の数セッションの間、そして時々セッションごとに、スヌーズレンの介護者や指導者は利用者または参加者の行動を観察することになっている。その部屋の中の刺激的な効果は意味をなすのか、そしてそれらは何の問題もないものなのか、誰でも、その部屋で快適であると感じているのか、などを見る。まず最初に、2〜3 の光源で部屋を明るくし、何曲かの落ちつく音楽（感じの良いリラクゼーション・ミュージック）をかけるのが望ましい。部屋は病気のある人も用いる。その場合、通常健康状態に関する情報を記録するファイルに、その人の精神的な状態、服薬の記録、発作または発作の潜在的危険性、または他の起こり得る問題について記録を残すことが必要である。そのファイルは各スヌーズレン・セッションの前に介護者が必ず読み、そして毎回更新していく（Mertens, Tag, Buntrock 2008, 10.3 章参照）。

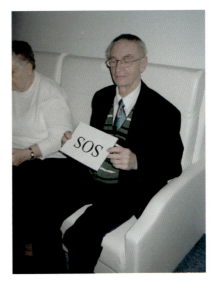

スヌーズレンの介護者または指導者

　まず最初に、利用者は常にスヌーズレンの専門のセミナーを受講した専門家といっしょにセッションのプログラムを受けることが重要である。スヌーズレンが治療または支援方法として適用されることになっているならば、上述の専門家がセッションを計画して、実践することが必要である。その専門家は、適切な教育的能力、あるいは治療的能力を備えている。部屋がレクリエーションまたはリラクゼーション・スヌーズレンのためだけではなく、治療的な介入のために、または特別な治療として取り扱われる時、スヌーズレンの更なる資格証明書が必要とされる。そのような国際的に認められたスヌーズレンの資格取得は、「国際スヌーズレン協会」（ホームページアドレスは、http://www.isna.de）の主催する資格認定セミナーによって提供されている。当然、スヌーズレンルームは発達上の支援方法、すなわち教育方法としても適している。介護者または指導者は、利用者のニーズの把握、利用者の心情の理解と専門家としての知識といった特別な専門性によって特色づけられる。

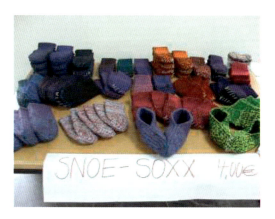

　部屋では、快適で、ゆったりとした、軽い衣服を着用する。足元は、スヌーズレンルームの中でだけ着用できるソックス（スヌーズレン・ソックス）の使用を勧める。介護者が利用者ととても近い身体的な接触をする場合には、衛生面に気をつけ、体や口の臭いを防ぐことも非常に重要である。利用者への言葉かけは明白で、明瞭で、早口は避け、声のピッチはあまり高くならな

いようにする。部屋はスヌーズレンのいくつかの電気器材を備えていて、汚れのない衛生的な状態に保たれなければならない。したがって、スヌーズレンルームの保守、点検と、修理を行う役割は重要である。また、業務日誌は利用者か指導者、または介護者が記録を付け、どんな出来事でも書きとめるためには、コンピュータへの情報の入力がよく利用される。以上のガイドラインを厳守するならば、スヌーズレンは誰でも楽しめる環境となる。危険の源が1つでも見落されたならば、重要な騒動となるので注意が必要である。

# 第3章 実　践

　これまでは、スヌーズレンの実践に関して活用することのできる文献がなかった。スヌーズレンの最初の発想として、フェアフールとフルセッへの『Niets moet, alles mag』(Hulsegge/Verheul. 1997, p.11「嫌なことはしなくていい、自分がしたいようにしていいんだよ」)という言葉が真理であり、すべてであるとするならば、計画をもつセッションはそのねらいを立てること自体が否定されることになる。しかし、そのようなことは決してないのである。3.2.20章で述べているように、「スヌーズレンを計画を立てて始めることである」、それ以外の場合には「リラクゼーション・スヌーズレン」の形が導入されることになる。指導者や監視者がいなくても自分自身でスヌーズレンの部屋を使用したいと思う人のためには、部屋を、器材(付録にある、ドアの掲示参照)の基本的なセッティングを何も変えずに、利用者が1人でも休養できる状態に用意しておく必要がある。

　指導者は本人のすぐ近くにいて、必要に応じて助言をする。指導を受けずにスヌーズレンを定期的に毎日、または1週間につき2〜3回使う人びとには、「観察用紙」(付録参照)を使用するように助言する。活動や興奮、心境の状態は、人の気持ちを左右する。この「観察用紙」は通常スヌーズレンの最初の導入時に、利用するすべての年齢層の人びとのために使われる(また修正されたバージョンで使われることもある)。

　スヌーズレンを治療として利用する人びとに適用する場合には、更なる診断法が必要とされる。各セッションは記録され、分析されなければならない(1.4章参照)。スヌーズレンルームは、利用者が速やかにそこで落ち着くことができて、より早く活動に集中し始めることができるように、理想的な環境を発達上の援助と治療的な方法によって提供する。心地よい雰囲気というのは、より対話を促進させるような対人関係をつくる。かなり高齢の利用者

とともにスヌーズレンを実践したところ、スヌーズレンの概念（基本的な考え方）は高齢者と若者がいっしょに活動することによって成功することがわかった。最初の第１単元は、グループ内での支援とチームワークの面を強調している。しかし、その内容は１対１の介護にも適用することができる。第２単元は、より密接に利用者自身の感情と自制に集中するために発展した活動を導く。さまざまな最新の器材を備えたスヌーズレンルームの設置は高価な投資である。したがって、施設・設備はその部屋の最大の活用を確実にする役割を果たすものである。以下に示す簡潔な概略を踏まえて、さまざまな目標をもつグループの人びとの目的に応じてスヌーズレン・セッションの各単元を実践することになる。

## 3.1 スヌーズレンの実際的な単元の使用法

　ここに紹介する単元は、老人ホームからの参加者も含めて、子どもたちから大人にわたるいろいろな目標グループで実際に検討され試されたものである。単元の後半の若干のステージ（例えば、「集中する」と「深いリラクゼーション」）については、小さな子どもには適していない。保育所または就学前の年齢の子どもは、部屋のまわりを這ったり、隠れたりして探検することに、より多くの興味がある。この目標グループの小さな子どものためには、ボールプール、あるいは、スポンジゴムでいっぱいになった大きなプールの設置が必要である。子どもたちは遊び終わった後、介護者や家族の腕の中で安らかに落ちつくものである。
　グループのニーズに応じた目標を設定するために、または新しい器材を導入するために、特定の課題または特定の単元を除くのは担当者の責任で決める。これには、柔軟性や、想像力と創造力を必要とする。同じことが音楽の選択にもいえる。子どもの場合でも、モーツァルトまたはシューベルトのようなクラシック音楽を紹介するのは良いことである。発達レベルの低い子どもたちを対象としてスヌーズレンを実践する時には、ハチャトゥリアン、クレイマーまたはミニョンの記録の代わりに、介護者はその単元のテーマを反映

第3章　実　践

する童謡または詩を選ぶとよい。各セッションの前に確認され立てられた目標は、各々の単元で発達上の援助に関して強調すべき要点を示している。これらは1.4章で概説した。もちろん、1つのセッションは単元名以上に、より多くのものを含んでいる。スヌーズレンルームに入ることで、人びとに集中とリラクゼーションの状態を自動的に誘導する。子どもたちが準備段階（すなわち、利用者が自分の靴を脱ぐ、バケツの中の水で足を洗う、部屋の中をずっと歩く）を通過すると、すぐに落ちつき始める。一方大人は、スヌーズレンの環境に魅了されてすぐに落ちつく。そのセッションの目的が、落ち着きや集中、あるいはリラクゼーションを明白に支持しているならば、その目的は単元の目的に追加される。

　プログラムの個々の単元は、相互に関連し合っている。最初の数セッションは、スヌーズレンをよく知らない人のために用い、まず部屋とさまざまな器材を知ってもらうために用いられる。材料は、個々に、または、それらを組み合わせて（楽器、音楽作品、小さな器材、絵、香りと食品に関連した電気装置で）紹介される。次に、想像力と言葉を用いることを強調する。視覚、聴覚、嗅覚および味覚の刺激は各人に現れ、それらの組合わせによって、自己を表現したり、音楽で絵を連想するだけでなく、物語を語ることを促す。その段階では、目標グループによって全部のセッションか、2つから5つのセッションにわたる海中物語で終わる。最後の段階は、集中と休息に当てられる。個々の刺激は、覚えている記憶と能力について言及する。さまざまなリラクゼーションと呼吸の技術は、利用者が深いリラクゼーションの状態に達するのを支援する。動物も、そのリラクゼーション・プロセスを支持するために含まれる。動物のもつ柔らかい毛皮との接触には鎮静効果があって、恐れを鎮めて感情を落ちつかせる。

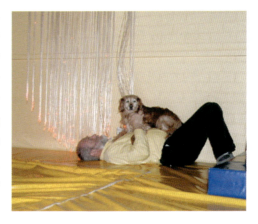

スヌーズレンルームが、「自分の体を探検する」「きちんと呼吸して」「夢」「春の花」または「アフリカでの生活」のような他のプロジェクトのために活用することができるように、最後の3つの単元が役に立つ。3.2.18章では、単元プロジェクト「オリエント」を紹介する。それは我々のセミナーで、社会的な問題をもった若者たちによって熱心に実践されたものである。このプロジェクトに対する準備は、非常に時間がかかった。多くのこのようなイベントに関して、適当な環境であるこのスヌーズレンの部屋を、若者が希望するようにアレンジして使用した。

　その部屋がその後散らかった状態で終わるかもしれないという心配がある。部屋が、すべての関心のある団体に特定の時間に利用されるならば、誰によってでも厳守されなければならない規則を設定する必要がある。各種のこのような規則は、3.2.20章で、そして「付録」で確認することができる。先述したように、その部屋はスタッフ・メンバーにも利用可能でなければならない。それはより近くに仲間を感じることができ、相互のコミュニケーションを促す（実際的な単元 3.2.19章参照）。それぞれの単元で提案されている内容は計画的である。あらゆる仲間または担当者が異なるグループとともに実践しているので、元の計画をそっくりそのままコピーして用いることはめったにない。それらを適合させるために特別な課題を選択するか、それとも課題に新しい要素を考案するか、そのどちらの選択でもかまわない。当然、提案されている時間枠は変わるものである。スヌーズレンルームでは、人びとの情動が活性化されることから、計画されていない内容が実践される可能性がある。そのため、指導者またはセラピストは毎回柔軟に対応することを要求される。

　上述した、空間と器材を探検して創造力を高めること、または、リラクゼーションのような単元の主題は、急がなければならないというものではない。それらが興味を引き起こすならば、大人だけでなく子どもたちもより長く活動に参加することができる。1つのセッションの間に、1つのステージだけを実践することもあり得る。ある種の刺激（絵、香り、音響、その他）は、更なる考えを生み出す機会になるかもしれない。会話、感触または音楽は思い出すプロセスを導く。そして、時間配分は補助的な役割をするだけである。

第3章 実　践

ローマ数字によって表示しているように、各単元は3つ、または4つの大きな局面に分けられ、さらに小分けされる。他の人が更なる単元によって実践している間、例えば「海中物語」のような特定の単元はグループに応じて組み合わせて実施することもできる。

実践する上でのガイドラインとして、最初の17の単元には目安として次のような時間がかかると推測される。

各単元のおおよその時間

| | | |
|---|---|---|
| 第1単元 | 70分 | スヌーズレンの部屋に慣れる（4段階） |
| 第2単元 | 60分 | 部屋を探検する（3段階） |
| 第3単元 | 70分 | バブルチューブの効果を体験する（4段階） |
| 第4単元 | 90分 | 触ったり触られたりする（4段階） |
| 第5単元 | 80分 | 用具（小物）を見つけて音源として使う（3段階） |
| 第6単元 | 60分 | 画像を使って想像力を養う（3段階） |
| 第7単元 | 60分 | 音を使って想像力を養う（2段階） |
| 第8単元 | 65分 | 嗅ぐことと味わうことで想像力を養う（4段階） |
| 第9単元 | 75分 | 視覚的な刺激をリズムと音に結び付ける（4段階） |
| 第10単元 | 50分 | 光と音の瞑想（3段階） |
| 第11単元 | 90分 | 海中物語を体験する（2〜5段階） |
| 第12単元 | 45分 | 集中する（3段階） |
| 第13単元 | 90分 | 思い出す（4段階） |
| 第14単元 | 70分 | 息（4段階） |
| 第15単元 | 65分 | 深いリラクゼーション（4段階） |
| 第16単元 | 50分 | 動物と親しくなる（2段階） |
| 第17単元 | 80分 | 安心を見つける（4段階） |

全体で60の実際的な単元

最後の3つの単元の時間枠は、おおよそ予想することができるだけである。プロジェクト「オリエント」は、2〜5日に分けることができる。「パーティーとお祭りとお祝い」のためには、数時間をスヌーズレンルームに費やす必要があるであろう。「リラクゼーション・スヌーズレン」は、10分〜90分までどんなやり方でも行うことができる。我々の経験では、楽しい音楽をかけて人と会話をせず、部屋でくつろぐつもりの人が、スヌーズレンルームで過ごす時間は平均45分ぐらいである。

スヌーズレンの実践を行うための基本的な理論の基礎は、第1章と第2章

で述べた。介護者または教師のふるまいは、利用者の気持ちの理解と共感、利用者の行動の受容と適切な対応能力によってその特色を表す。利用者の行動の正確な観察と繊細な手引き、さらに指導についての基本的な知識は、あらゆる教師とセラピスト、またはスヌーズレンに関わるすべての人びとが備えていなければならない重要な資質である。スヌーズレンの専門の知識と技術を得るためには、スヌーズレンに関する特別なセミナーに出席する必要がある。そして、部屋の安全対策には、特別な注意が払われなければならない（2.5章）。

## 3.2　スヌーズレンの実際的な単元

用語の省略について

次頁からの各単元で、以下のC・I・P・Uの文字を用いて、用語を省略して用いる。
　C（英語のCarer）は介護者、指導者、教師
　I（英語のInstructor）は指導者、教師、介護者
　P（英語のPerson）は人
　U（英語のUser）は利用者、参加者（子ども、大人）

第3章 実　践

[監訳者の注]
　次頁から、実際的な20の単元について解説する。まず各単元ごとの「単元名」や「単元の目的」が明記されている。次に各表の中には「段階」、「所要時間」、「段階ごとの教授方法の目的」、「内容」、「準備・用具・音楽」、さらに活動中の写真が掲載されている。各単元の活動の様子は、これらの写真を通じて理解しやすいものになっている。
　自由に行う自由スヌーズレンとは異なり、単元ごとにその単元の目的と内容、方法を明記している。これらさまざまな実際的な単元を通じて、スヌーズレンには実にさまざまな活動があることを理解してほしい。
　スヌーズレンの部屋に慣れたり、探検したりすることから始め、光・音・匂いを感じ取ったり、パーティーやお祝い、さらにリラクゼーション・スヌーズレンまで、幅広くスヌーズレンの部屋の活用方法が示されている。
　これらの単元を参考にして、目的と計画性のあるスヌーズレンが実践されることを期待したい。

第1単元

3.2.1　スヌーズレンの部屋に慣れる

目的　・部屋にある器材に親しむ　　　　　　・さまざまな休息場所を試す
　　　・器材や休息場所の個人的な好みを特定する　・呼吸に集中し、それを意識する

| 段階：時間 | 教授方法の目的 | 内容 |
|---|---|---|
| Ⅰ：約15分 | Uは部屋とグループの人たちとお互いに慣れた方がよい。第1単元では、最も少ない刺激を提供する。光源と音楽に集中し、いろいろな座るものに座ってみる。Iはグループの反応を観察し、部屋が利用者の個人的なニーズに適合しているかを観察用紙（付録参照）に記録する。 | Uは部屋で好きな場所を選ぶ。隣の人に近づき過ぎない。楽な体勢になり、音楽を聴く。Uは約2〜4分後、自分の場所を変える。全部で約5回場所を変える。最後に、一番好きだった場所に戻る。同じ場所にUは何人いてもよい。 |
| Ⅱ：約20分 | Uはそれぞれの器材に親しんだ後、自分の好きな器材を決める。音楽と光源が作る雰囲気を言葉で表す。後で、グループの人たちは好みの1つの光と音楽の組合わせを選ぶ。大抵その選択は難しくない。Uが自分の気分を話してもよいが、強制はしない。 | まず1つの光源だけをつけて、そして、2〜4分毎に、順々に他の光源をつける。例えばバブルチューブ、ファイバーグロー、ソーラープロジェクター、ミラーボール、星のカーペット。音楽は小さい音で流す。人気の高い3つの器材を音楽とともにつける。最後にまたはそれぞれの後で、Uはどんな器材が一番好きだったかを話す。 |

第3章　実　践

・さまざまな視覚刺激の効果を体験する　　・さまざまな光の組合わせを体験する
・落ち着きとリラクゼーションを促進する

| 準備・用具・音楽 | |
|---|---|
| 部屋は薄暗くする。<br>Buntrock の 音 楽：「Wolkenflug und Dream Time」。バブルチューブ、ファイバーグロー。<br>「利用者の観察用紙」（付録参照） | 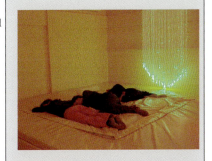 |
| Uは場所を変更してもよい。<br>　バブルチューブ、ファイバーグロー、ソーラープロジェクター、ミラーボール、星のカーペット。<br>　Buntrock の 音 楽：「Wolkenflug und Dream Time」。<br>　Uは車座になる。 | 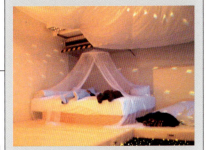<br>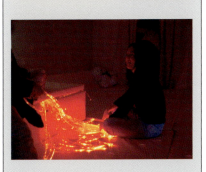 |

75

| 段階：時間 | 教授方法の目的 | 内容 |
|---|---|---|
| Ⅲ：約10分 | 器材の組合わせの効果を調査する。<br>　Uは受けた印象を考えて話す。<br>　お互いの解決として一番よい組み合わせを見つけ、その決定を静かに見守る。 | 部屋は暗い、Ⅱの通りに器材を順々につける。全部つけたら、ゆっくりそれぞれの器材を消す。もう1度Uはどんな器材が一番好きだったかを話す。最後の段階の組み合わせについて打ち合わせをする。 |
| Ⅳ：約25分 | 物語の雰囲気のために選んだ光刺激を組み合わせる。<br>　本単元を調和的に終える。一定の呼吸リズムに集中する。Ⅰは小声でゆっくりとUに言葉がけをする。Uがリラックスできないようであれば、Ⅰは言葉がけを繰り返す。息を吐く時間は息を吸う時間の2倍である。Uは呼吸の練習を12回繰り返す。<br><br>　Ⅰはグループを観察する。Uがリラクゼーションの状態になったら、Ⅰは物語を読み聞かせる。 | 先に選んだ組み合わせを変えない。<br>　Ⅰはリラクゼーションの状態に導く。<br>「快い体勢になってください。目を閉じてください。口は少し開けます。腕はゆったりさせて体のそばにおいてください。深く息を吸って、ゆっくり息を吐いてください。息を吸うときは、お腹を膨らませ、息を吐くときは、お腹を元に戻してください。私が物語を語り始めるまで、この一様の深い呼吸を繰り返してください」と話す。<br><br>　Ⅰは「Der Seelenvogel」を読み聞かせる。 |

第3章 実　践

| 準備・用具・音楽 | |
|---|---|
| 　自由な居場所の選択。Uが選んだ器材を1分毎に順々につける。そして3分後、すべての器材をまた順々に消す。 | 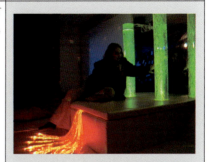 |
| 　Ⅲで選んだ器材の組み合わせ。<br>　音楽はなし。<br>　Uはビーズクッションや枕やマットに心地よく横になる。 | 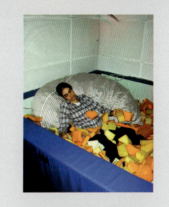 |
| 　物語Snuit:「Der Seelenvogel」（日本語で、「魂の鳥」）。<br>　背景に小さな音量の音楽を流す：Carls/Zöbelin: Albatros。 | 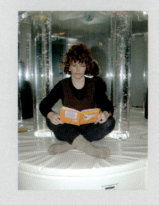 |

## 第2単元

### 3.2.2 部屋を探検する

**目的**　・想像性と創造性を引き出す　　　　　・過度な緊張をつくる
　　　　・記憶力を高める　　　　　　　　　　・集中する

| 段階：時間 | 教授方法の目的 | 内容 |
|---|---|---|
| Ⅰ：約10分 | 暗い部屋と懐中電灯を用いて、よい緊張をつくる。足音を忍ばせて部屋に入る。部屋の真ん中にある魔法の目印を注目の的にするために、懐中電灯でこの魔法の目印しか照らさない。扇風機と笑い声の出る缶も知覚の刺激のために使うことができる。幼い子どもに不安を与えないことが大切である。物語をより親しげに語る。 | Uは懐中電灯を持ち、足音を忍ばせて次々と部屋に入る。部屋の真ん中には蛍光染料の曼荼羅の絵が描いてある。グループは曼荼羅を囲んで座る。まず曼荼羅を全ての懐中電灯で照らし、その後、1つの懐中電灯で再度照らす。Ⅰは「ここは魔法の部屋です」と言って、よい緊張をつくる（ハリー・ポッターのホグワーツ魔法学校のように）。Ⅰは魅力的な物語を語ってセッションを始める。Uは自分の思いを話す。 |
| 約10分 | 部屋に分散した蛍光色の目、蛍光リング、白いタオル、扇風機、2～3分間の笑い声の出る缶などの光源や音源を見つける。小さなグループの一緒のメンバーであることは安心の気持ちを与える。気持ちを刺激し記憶力を強化する。 | Uは立って部屋を駆け回り、懐中電灯を使って部屋を探検し、見たものと聞いたものを記憶する。そして魔法の目印に戻って、体験したことについて話す。 |

第3章 実　践

・グループの人たちと協力する
・音楽を使って部屋の空間を創造する

| 準備・用具・音楽 | |
|---|---|
| 部屋は真っ暗にする。U1人につき1つの懐中電灯を持ち、部屋の真ん中には魔法の目印を置く。扇風機、笑い声の出る缶、蛍光色の目やリング、小さくて白いタオルを部屋のあちこちに配置する。グループは曼荼羅を囲んで詰めて座る。音楽：Harry Potter。 | 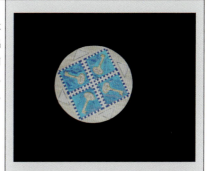 |
| Uを2～4人の小さなグループに分け、部屋をバラバラに分かれて探検させる。<br>Uは部屋の真ん中の魔法の目印を囲んで座る。 | 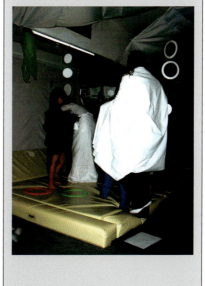 |

| 段階：時間 | 教授方法の目的 | 内容 |
|---|---|---|
| Ⅱ：約15分 | 見たことを深く理解する。言語による口頭表現と聴取する力を高める。 | Uは車座に座る。Uはそれぞれ記憶したものを懐中電灯で指して、発見したものの印象を表す。 |
| 約5分 | 音楽はよい緊張を増し加え、動機付ける。2〜3人のUはお互いに邪魔しないように、それぞれのものを照らす。 | 皆で音楽を聴きながら2〜3人のU毎にものを照らす。照らすグループを交替する。 |
| Ⅲ：約3分 | 想像的に指と手を音楽のリズムに合わせて動かす。 | 音楽を聴きながら、Uは手袋をはめた手と指を動かす。自由にいろいろな動きを試す。 |
| 約17分 | 部屋全体のデザインについて考える。必要なら、Iはグループを指導しUを特定の場所に立たせる。 | グループは振り付けを考えて行う。円形で始まり、部屋全体と白いタオルを使って、振り付けをする。 |
|  | Uの創造性と動きに合わせることが必要である。動機付けるためにIは個人的な努力をほめ、グループの人たちの振り付けを成功に導くようにする。 | （提案）<br>1. 一緒に円形で始める。<br>2. 個々の動きに分かれる。<br>3. 小さなグループになる。<br>4.. 小さなグループは大きい円に戻る。完成した振り付けをほかのグループの前で発表する。ビデオに撮影する。 |

第3章 実 践

| 準備・用具・音楽 | |
|---|---|
| 　Uは先ほどより大きく丸くなって座る。<br>　遠いものに明かりが届くように懐中電灯を照らす。<br><br><br>　適度な緊張感のある音楽：Pink Panther。 | 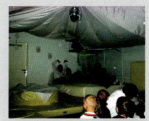<br>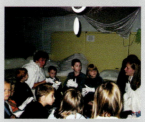 |
| 　明かりはブラックライトのみ。Uは車座になる。Pは皆白い手袋をはめる。音楽は上記と同じまたはGrieg：Peer Gynt Suite。<br><br>　ブラックライト。<br>　白い手袋。<br>　小さくて白いタオル。Uは車座に座り、そして相談したとおりに部屋にバラバラに立つ。<br>　撮影しようと思うなら：撮影機、プロジェクター、スクリーン。 | 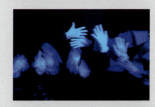<br>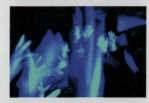<br>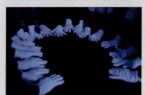 |

*81*

第3単元

3.2.3 バブルチューブの効果を体験する

**目的** ・注意力と集中力を高める
　　　・さまざまな身体の部分の触覚を刺激する
　　　・静けさとリラクゼーションを体験する

| 段階：時間 | 教授方法の目的 | 内容 |
|---|---|---|
| Ⅰ：約10分 | Uは落ち着いて、これから始まる状況に備える。このことはバブルチューブに集中することによって達成される。手をお腹の上に置き、自分の呼吸リズムに合わせることによって達成される。 | Uはバブルチューブが見える快適な場所を選ぶ。ゆっくりリラックスし、手をお腹の上に置き、同じリズムで息を吸ったり吐いたりする。 |
| 約5分 | 水のバブルチューブを注視し、追視して、泡の通る道を目で追うためにバブルを腕や手や指でなぞる。 | Uはバブルチューブの底から水面まで1つの泡の通る道を追って、上る泡に集中する。玩具の魚があったら、魚の通る道も目や指で追える。 |
| 約10分 | 集中力と記憶力を高める。色の組み合わせの正しい順番をテストする。<br><br>(他のカラーディスクをバブルチューブの前に置き、Uは繰り返す色の順番を記憶する。Uはお互いに協力する。) | チューブの変わる色を見守り、順番を記憶し暗唱する。<br><br>(1つの色しかない場合、色のついたプレクシガラスをチューブの前に置いてもよいし、プレクシガラスがチューブに当たってもよい。) |

第3章　実　践

・視覚刺激の追視を促す　　　　　　　　　　　・記憶力を訓練する
・グループの人たちと一緒に活動することを奨励する　・想像性と創造性を養う

| 準備・用具・音楽 | |
|---|---|
| バブルチューブ。<br>柔らかい音楽：Wiener Glashar-monika。 | 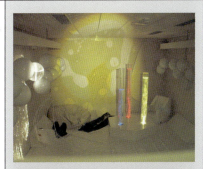 |
| バブルチューブ<br>音楽：上記と同じもの。 | 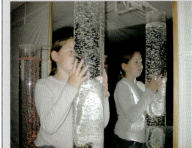 |
| バブルチューブ<br>音楽：上記と同じもの。<br><br>Uはプレクシガラスのディスクを置くのを援助する。<br>　粘着テープ。 | 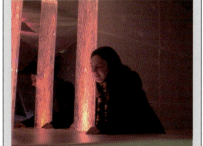 |

| 段階:時間 | 教授方法の目的 | 内容 |
|---|---|---|
| Ⅱ:約10分 | バブルチューブとの接触の近さによって視覚的な印象が違う。水の真ん中にいるように思う。バブルチューブを触ると水のバイブレーションを感じる。注意力と集中力を高める。 | Uは各々のバブルチューブのそばやバブルチューブの間に座り水をじっと見つめる。バブルチューブを手で抱きかかえて、頬やほかの体の部分で触る。背中でバブルチューブにもたれてもよい。バブルチューブの中の魚やボールの通る道を目で追ってもよい。 |
| Ⅲ:約15分 | 色の遊びで知る喜びを体験する。創造性と想像性を養う。部屋や色の遊びの効果について話し、そして同じ色の対象と結びつける。 | Uは色のついたプレクシガラスや布をバブルチューブの前に置いて、バブルチューブの色の変化を見つめる。バブルチューブのカラーが1色しかない場合、いろんなプレクシガラスや布を重ねて新しい色を見つける。新しい色を名づけ、同じ色がある対象と結びつける。 |

| 準備・用具・音楽 | |
|---|---|
| バブルチューブ。<br>　音楽：先述と同じもの<br>　バブルチューブに魚やボールを入れてもよい。 | 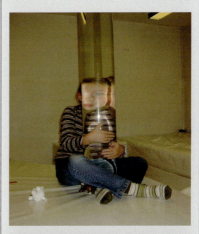 |
| 　色のついたプレクシガラスや布。色は黄、赤、緑、青。 | 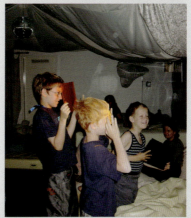<br>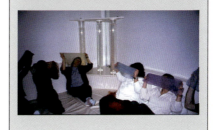 |

| 段階:時間 | 教授方法の目的 | 内容 |
|---|---|---|
| Ⅳ:約10分 | グループの人たちは話し合って、バブルチューブの全体または部分を飾る。共通のやり方を見つけるために、グループの人たちは協力し合う。創造性と想像性を養う。 | 透明な紙や絵をバブルチューブに付ける。そしてグループの人たちはバブルチューブがよく見える場所を探し、できたものを説明する。(変更してもよい)。 |
| 約10分 | 自分たちが行ったことの結果について喜ぶ。リラックスし、セッションをゆっくり終えさせる。 | 色のついたバブルチューブを見る。 |

## 第3章 実 践

| 準備・用具・音楽 | |
|---|---|
| Uを小さなグループに分ける（多くても4人）。<br><br>必要ならば、バブルチューブを飾るところを事前に決める。<br><br>透明の紙や絵、色のついたシフォンの布、セロテープ。<br><br>バブルチューブがよく見える静かな場所をさがす。<br><br>音楽なし。<br><br><br><br><br><br>音楽：Drafi Deutscher: Welche Farbe hat die Welt?, Händel: Wassermusik。 | 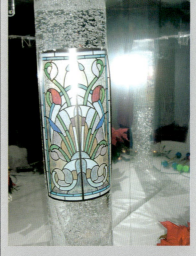<br><br>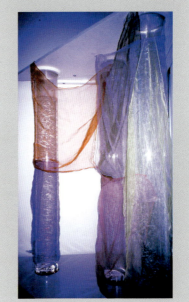 |

第4単元

## 3.2.4 触ったり触られたりする

**目的** ・皮膚を感覚的に刺激する ・無意識的に、そして意識的に触覚刺激を体験する
・音を聴いて認識する ・音楽のリズムと音量に応じて動く

| 段階：時間 | 教授方法の目的 | 内容 |
|---|---|---|
| Ⅰ：約15分 | ボールマッサージで心地よさを引き出す。体の心地よいところと心地よくないところを体験する。相手と親しくなり、相手を思いやることを学ぶ。身体図式・意識・知覚を養う。音楽は積極的でスピーディな動きを引き出す。 | Uは心地よくうつ伏せになり、相手はそばに正座する。<br>　ボールをゆっくり背中（胴体に沿って、縦・横・斜めに）とお尻と足と腕の上に転がす。ボールの圧力を変える。足の裏まで転がし、戻り、お尻と背中を経て、首まで転がす。そしてボールを腕に沿って手まで、そして肩を経てほかの体の部分へ転がす。お互いに交代して、同じボールと違うボールを使って練習を繰り返す。 |
| 約5分 | 横になったUは身体接触の強弱の加減を調節する（Grossmann-Sny-der　1992参照） | ボールを体の全体に転がした後、Uは集中的にマッサージする体の部分を決める。 |

・身体図式の感覚を養う  ・用具（小物）の手触りを感じる
・相手と親しくなる    ・リラックスする

| 準備・用具・音楽 | |
|---|---|
| 相手（ペア）の変更。<br>半そでの薄着。<br>　ペアごと：トゲつきゴムボール、柔らかいボール、木製のボール、より積極的なＢＧＭ：Irish Gypsy。 | 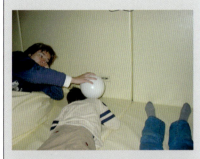 |
| 上記と同じもの。 | 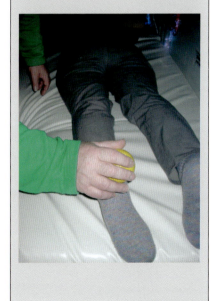 |

| 段階：時間 | 教授方法の目的 | 内容 |
|---|---|---|
| Ⅱ：約25分 | さまざまな材質の用具（小物）を試したり、体験したりする。相手に対する思いやりと配慮は基本条件である。相手を傷つけやすい子どもは大人が監督しなければならない。<br>　音楽は人の動きを調節する。 | もう一回相手はうつ伏せになり、そして仰向けにもなる。さまざまな用具（小物）を使って、相手を触ったり、撫でたり、突いたり、柔らかく突いたりする。相手を傷つけないように注意する（特に、目、鼻、耳！）。 |
| 約 5分 | その人にとって、一番心地よい用具（小物）を見つける。 | 相手は全部の用具（小物）でマッサージを受けた後、一番良かったものを選ぶ。この用具（小物）で、もう一度体の好きなところのマッサージを受ける。 |
| Ⅲ：約5分 | さまざまな材質を体験したら、1つの用具（小物）に集中する。Uにとって使いやすいので、特に柔らかいボールが良い（Ⅰは子どもが相手を攻撃的に叩かないように注意する）。 | ペアは前後に並び、後ろのUは前のUの背中を柔らかいボールで上から下、右から左へ（脊椎と腎臓は叩かないようにして）叩く。そして相手を変更し、この練習を繰り返す。 |

第3章　実　践

| 準備・用具・音楽 | |
|---|---|
| 相手（ペア）の変更。<br>ペアごとに好きな、または指導したとおりの材質・用具：石、柔らかいボール、ブラシ、筆、羽。<br>相手を変更して繰り返す。<br>安らかな音楽：Grieg：From Holberg's time. Stamitz。 | 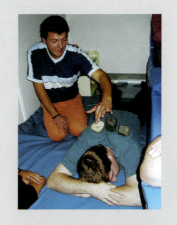 |
| 相手（ペア）の変更。<br>選んだ用具（小物）。<br>上記と同じもの。 | 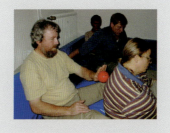 |
| 相手（ペア）の変更。<br>ペアごと：柔らかいボール（40cmの竹の杖の先にスポンジボールがついている）。<br>トゲつきゴムボール、柔らかいボール。<br>音楽：Falla, Khatchaturian。 | 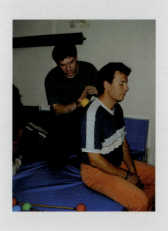 |

| 段階:時間 | 教授方法の目的 | 内容 |
|---|---|---|
| 約 5分 | 相手の気持ちの理解と思いやりが必要である。皆は叩く力を体験できるので、自分で適当な叩く力が分かる。状況を判断するために、Ⅰは次の叩くところを指導する。練習前にどうして脊椎（せきつい）と腎臓を叩かないのかを説明する。 | Ⅰは背中の叩くところと叩き方を指導する。例えば、「左の肩から右の肩へ。そして右の背中の部分から腰まで。左の肩から左半身を経て腰まで。腰から脊椎に沿って（直接叩かないこと）肩まで…」と。<br>相手を変更し、練習を繰り返す。 |
| 約15分 | 太鼓の拍子の音に合わせて叩く。とても集中しなければならない。叩かれる相手も拍子の音が聞こえるので、状況に親しみやすい。拍子のリズムを急激には変化させない。 | Ⅰは太鼓の拍子をとる。この拍子に合わせて相手の背中を叩く。太鼓の音量の大きさは叩く力の大きさの程度を指す。<br>相手を変更し、練習を繰り返す。 |

第 3 章　実　践

| 準備・用具・音楽 | |
|---|---|
| 先述と同じもの。<br><br><br><br><br><br>ペアは部屋で自由なところに行く。相手は座ったままで、または横になったままでいる。<br>　Ｉは太鼓を担当する。 | 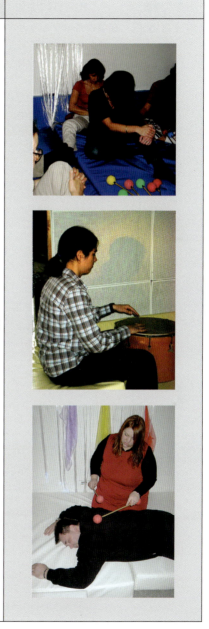 |

| 段階:時間 | 教授方法の目的 | 内容 |
|---|---|---|
| Ⅳ:約10分 | 相手の希望するとおりにマッサージをする。体の部分を口で言いながら身体図式と身体意識を養う。<br>傷つけないように注意する。<br>体を休ませ刺激を小さくするために、練習を終えるときはいつも体を撫でるようにする。 | 相手は叩かれたり突いたりされる体の部分を口に出して言う。例えば、首・背中・大腿部・頬。<br>　叩く力の大きさについても言う。<br>　マッサージが終わったら、相手の体全体を布で覆うように両手で広く撫でる。背中・腕・足を撫でる。 |
| 約5分 | 前の練習は休憩を必要とする。Uはリラックスし、マッサージによる接触後の効果を感じる。 | Uは皆仰向けに、またはうつ伏せに寝て音楽を聴く。 |

| 準備・用具・音楽 |
|---|
| ペアで行う。
相手はうつ伏せの姿勢。
1個、2個の柔らかいボール。




















リラクゼーションの音楽：Carls/ Zöbelin: Spiegel der Stille。 |

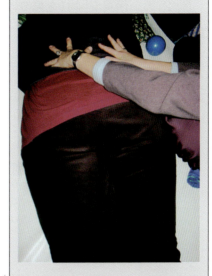

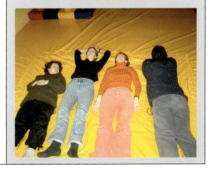

第5単元

3.2.5 用具（小物）を見つけて音源として使う

目的　・自分で用具（小物）や楽器を作る　　・用具（小物）の特性を知って実際に体験する
　　　・相手を思いやる　　　　　　　　　　・音の特性を知って練習する

| 段階：時間 | 教授方法の目的 | 内容 |
|---|---|---|
| Ⅰ：約5分 | Uは自分でスクイズ・ボール<sup>(注)</sup>を作ったら、それと特別な関係を結ぶ。<br>　まずその用具（小物）の特性を試す。相手にスクイズ・ボールでマッサージするとき、体の中心を通る協同動作や、スクイズ・ボールを上手く転がすのに指の技能が必要である。 | Uは両手に風船で作ったスクイズ・ボールを持っている。このボールを使ってお互いにさまざまな体の部分を柔らかく叩く。タッピングのリズムを作るために、Ⅰは木造のドラムや木片を使って音を出すことができる。 |
| 約5分 | 相手に心地よいと思われる接触の仕方が必要。<br>　Uが叩く拍子が分かるようにⅠは楽器を使って音を出す。 | Uは右の相手の上半身を両手で叩く（左の相手も）。そしてさまざまな体の部分を叩く。 |

第3章　実　践

・技能と協同動作を練習する　　　　・力加減を練習する
・リズミカルな創造性を練習する　　・グループの人たちと音楽をつくる

| 準備・用具・音楽 |
|---|
| 　基本の用具（小物）は風船。<br>・スクイズ・ボールの風船<br>・いろいろなものが詰まっている風船<br>・空気で膨らませた風船<br>　Uは車座になる。Iは木造ドラムまたは木片を持っている。 |

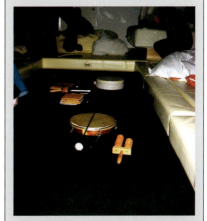

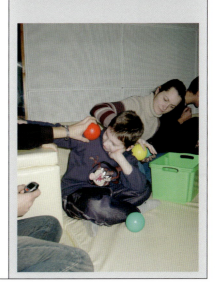

| 段階：時間 | 教授方法の目的 | 内容 |
|---|---|---|
| 約3分 | さまざまな動きとお互いへの集中力が必要。 | 先述のようにボールを転がす。先ず自分の体の上で、そして右の相手の体の上で、最後に左の相手の体の上で転がす。その後、同時に右と左の相手の体で試す。 |
| 約2分 | さまざまなリラクゼーションの技法を練習する。例えば筋肉を等尺(とうしゃく)収縮させる。<br>　筋肉を瞬時に強く張って、その状態で普通に呼吸しながら過ごす。そして力を抜く。 | 最後に、Uは自分のボールを各自で、そして一緒に押し固める。それから力を抜く。 |
| Ⅱ：約15分 | Uは自分で楽器を作る。さまざまな音の効果を体験し、体験したことをお互いに話す。 | Uは4つのグループに分かれる。風船にいろんなものを詰めて閉じる。どんな音が出るかを試す。4つの風船の楽器をそれぞれ体験するまで、グループの人たちは作った楽器をお互いに交換する。 |

| 準備・用具・音楽 |
|---|
| 先述と同じ。<br>リズムはあってもなくてもよい。<br><br><br><br>Uは好きな場所に座る。<br><br><br><br><br><br><br><br><br>風船にものを詰める4つのグループ。使うものはUの人数の半分：砂、セモリナ、平豆、小石、お米など。 |

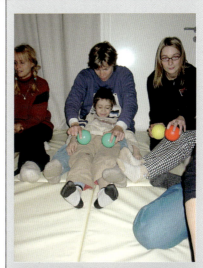

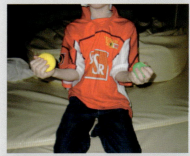

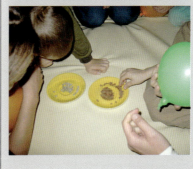

| 段階：時間 | 教授方法の目的 | 内容 |
|---|---|---|
| 約15分 | 風船の中に入れたものの特性と温度を体験する。動きとともに音が出るので、その音を耳に近づけて聴く。風船に入れた物を認識する。<br><br>それぞれの人の体験を声に出して言うことによって認識する。 | 相手はうつ伏せまたは仰向けのままで、腕は好きに置いて、目を閉じる。順々にさまざまなものが詰まった風船を頭の近く、首、肩、腕の上で転がす。Uは風船の音を集中して聴く。<br>ペアは全部の風船を試した後、それぞれが体験したことについて話す。 |
| 約5分 | Uは水を入れた風船の取扱いに注意する。風船を回したり振ったりしてさまざまな音の体験をする。風船が提示されているとき、Uは静かに注意して聴く（自分の風船はそばに置く）。 | ペアは風船で何ができるかを試す。「一番よい」結果を他のUに示す。 |
| Ⅲ：約15分 | Uは近づく風船を待つ。風船の中で動いているものを掌で感じ、異なる音も知覚する。風船の中で動くものの音が聞こえなくなるまで待つことが必要。それによって振動もより良く感じ取れる。 | Uは車座で座っている。2人おきにセモリナか平豆か砂の詰まった風船を配る。ものの量は異なる方がよい。風船を振る。少ししたら、次の人に渡す（同じ方向）。 |

| 準備・用具・音楽 | |
|---|---|
| Uをペアに分ける。1人はうつ伏せまたは仰向けのまま。他の人は隣に正座する。<br>　相手の変更。風船(先述のように)は箱にまたは手の届くところに置く。正座した相手は風船を選ぶ。 | 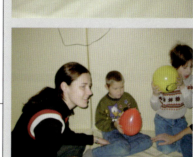 |
| ペアで座ったまま。<br>　Iは準備した、少し水を入れた風船をペアずつに配る。<br>　近くに雑巾を置く。 | |
| Uは車座になる。<br>　2人おきにセモリナか平豆か砂の詰まった風船を配る。 | 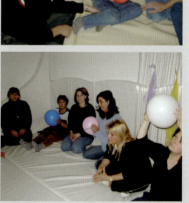 |

| 段階:時間 | 教授方法の目的 | 内容 |
|---|---|---|
| | 音を集中して知覚する。知覚したことを言葉で話す。 | 風船を隣のUの耳に近づけて、少ししたら、次のUに渡す。風船に耳を澄ませているUは音の知覚方法と音に関連したことを話す。 |
| | 音と振動は頭と首(繊細なゾーン)で知覚する。相手は注意して観察し、どう感じたかを聞く。 | 相手は仰向けのままである。頭のまわりに風船を転がす。そして首の上にも転がす。どう感じたかを話した後、相手を変更する。ペアは体験したことを話し合う。 |
| 約15分 | 簡単な用具(小物)の多様な使用方法(ここは楽器として)を体験する。この単元はより活発な活動で終わる。 | 同じものが詰まった風船を持っているUは一緒に座る。グループ内で音のリズムを試す。最後に、U全員は4拍子の楽曲を弾く。 |

(注)スクイズ・ボールの作り方:材料は風船3つ、ろうと、細かい砂100グラム、はさみ。ろうとを使って風船に砂を全部入れる。風船の吸口を切る。砂が出ないように詰めた風船を穴が同じ側に来ないように2つ目の風船を入れる。吸口を切る。3つ目の風船も繰り返す。

第3章 実　践

| 準備・用具・音楽 | |
|---|---|
| 　2人おきにセモリナか平豆か砂の詰まった風船を配る。<br><br><br>　ペアは部屋の好きな場所に行く。<br>　相手は仰向けになる。<br>　ペア毎に1つの風船を使う。<br><br><br><br>　Uは車座で、または小さなグループで、風船を楽器として選ぶ（水の入った風船に注意する）。<br>　同じものが詰まった風船を持っているUは一緒に座る。 | 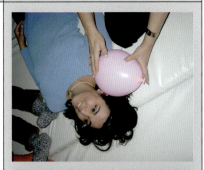<br>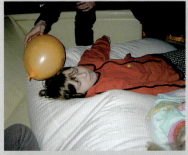<br>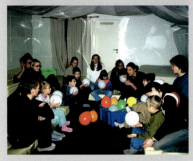 |

103

第6単元

3.2.6 写真やスライドの画像を使って想像力を養う

目的 ・写真やスライドの画像を並べて物語をつくる
　　・自己表現力を養う

| 段階：時間 | 教授方法の目的 | 内容 |
| --- | --- | --- |
| Ⅰ：約20分 | 物語を作りやすいようにⅠは画像を予め選んでおく。Uのレベルに応じて、Uが知っている状況または抽象的な画像を選ぶ。グループのメンバーは話し合って物語を決める。画像は想像性と創造性を養い、口頭での表現力を高める。 | Ⅰは写真やスライドを並べて、各グループでその中から6枚を選択する。Uは選んだ画像を並べて物語を作る。例えば、小川で散歩、動物園を訪ねる、誕生日パーティー、飛行機での旅行など。<br>　その物語を並べられた画像に沿って他のグループの人たちに語る。 |
| Ⅱ：約10分 | 他の感覚も刺激する。画像は音とつなぐ。想像性と創造性を養う。 | グループの人たちは選ばれた楽器で伴奏しながら物語を語るのを繰り返す。 |

第3章　実　践

・音を使いながら物語を語る　　　・一緒に創造的な解決を見つける
・意味を持つ物語を語る

| 準備・用具・音楽 | |
|---|---|
| 写真・スライドを選ぶ。<br>Uは3～4人のグループに分ける。<br>スライドを並べるための明るい平面。<br>グループはスクリーンに向かって座る。 | 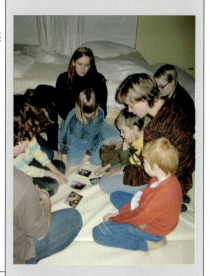 |
| 楽器：太鼓、ドラム、トライアングル、笛、マラカス、タンバリン等。 | 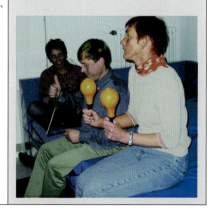 |

105

| 段階：時間 | 教授方法の目的 | 内容 |
|---|---|---|
| 約10分 | 写真やスライドはUの身近な体験の中から選ぶ。自発的な発言はU自身を描いている。記憶力と創造性を養う。実際にあった対象物はUの体験を深める。 | Iは別々の写真やスライドを見せる。Uは見ている写真やスライドがどんな体験につながっているのかを話す。例えば、列車旅行、1日の流れ、スーツケースをなくしたことなど。動機付けの強化のために実際にあった対象物（本当のスーツケース）を置いてもよい。 |
| 約5分 | 前の語り手が作った内容から、物語を論理的に展開させる。 | Iは写真やスライドを1枚見せる。これを見て1人のUは物語を語り始める。そしてIは次の写真やスライドを見せて、次のUが物語を続けて語る。テーマは上記と同じもの。 |
| Ⅲ：約15分 | グループ内で創造力を働かせることと出したアイデアに合意することが必要である。グループは1人の語り手を選ぶか、それぞれのメンバーが順々に物語の一部ずつを語る。ねらいは少ない写真やスライドと少しの手間で想像性を養えることを認識することである。賞を与えることによってUをやる気にさせることができる。 | グループの人たちは今見た写真やスライドだけで他の物語を作る。順番を変えてもよい。各グループは自分たちの作った物語を語る。一番よい物語は賞をもらうことができる。 |

第3章　実践

| 準備・用具・音楽 | |
|---|---|
| Uはスクリーンに向かって座る。 | 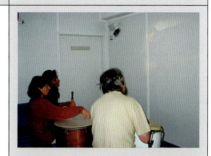 |
| 上記と同じ | 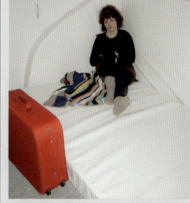 |
| Uはグループに分かれる。<br>写真・スライドは上記と同じもの。<br>作った一番面白い物語に賞を与える。 | 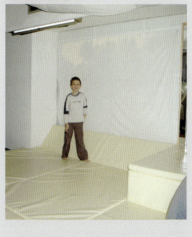 |

第7単元

## 3.2.7 音を使って想像力を養う

**目的** ・部屋にある視覚刺激の器材を音とつなげる
　　　・視覚刺激の器材の役割を意識する

| 段階：時間 | 教授方法の目的 | 内容 |
|---|---|---|
| Ⅰ：約5分 | 視覚的なイメージを音とつなげる。Uは自分が感じたことを個人的に話すことができる。 | ブクブクと泡の出るバブルチューブを見る。Uはこれに合う楽器を選び、そのイメージを音とつなげる。 |
| 約10分 | 部屋にある視覚刺激の器材を音のイメージとつなげる。 | スヌーズレンの部屋で順々に他の器材の電源を入れたり切ったりする。Uは順々に目の前の視覚的なイメージと合うような楽器を選ぶ。 |
| 約5分 | 相手との合意の上で、視覚刺激の器材から受けた印象のイメージについて話し合い、調和した音の画像を完成する。 | ペアに分かれて、部屋にある器材を囲んで座る。この器材から受ける印象のイメージについて話し合って、そしてそのイメージをどのようにして楽器を使って調和的に表現することができるのかについて意見をまとめる。 |

第3章 実　践

・音を視覚的なイメージとつなげる　　・相手と「音の画像」(注)をつくる
・楽曲を視覚刺激の器材とつなげる　　・結果について考え、振り返る

| 準備・用具・音楽 | |
|---|---|
| Uはバブルチューブを囲んで座る。各Uは楽器を選択する：タンバリン、ドラム等<br><br>順々にミラーボール、液体プロジェクター、スポットライト、ネオンの光などの電源を入れたり切ったりする。楽器はたくさんあった方がよい。<br><br>部屋にある選んだ器材を囲んでペアになって座る。<br><br>２つの楽器。 | 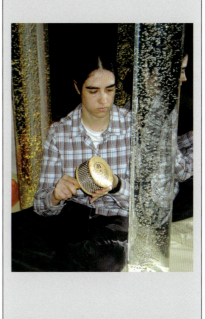<br>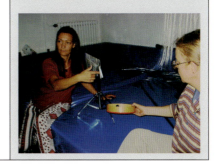 |

109

| 段階：時間 | 教授方法の目的 | 内容 |
|---|---|---|
| 約5分 | 複合的な「視覚画像」を作る。Ｉはその画像の調和的な構造に注意する。 | 全器材の電源が入っている。Ｕ１人ずつまたはグループごとに１つの器材を与え、視覚的なイメージを楽器と結びつけて話す。 |
| | 導入の時とは逆になる。グループは器材に一番合う楽器を決める。 | Ｕは楽器を選ぶ。グループで決めた音に合う器材を、音が聞こえたらそのスイッチを入れ、音が聞こえなかったらそのスイッチを切る。 |
| 約10分 | 音源の数が増えれば、電気器材がＵを強く刺激することが分かる。器材が多すぎると、人の感覚に心地よさとともに不快感を与えることも理解できる。これを体験したＵは部屋にある器材を使いこなすことを学ぶ。 | 振り付けの例：<br>１．器材：スポットライト<br>　　楽器：ゴング、シンバル<br>２．器材：液体プロジェクター<br>　　楽器：太鼓<br>３．器材：ファイバーグロー<br>　　楽器：タンバリン<br>４．器材：回っているミラーボール<br>　　楽器：シロフォン<br><br>　全部の光源がついて部屋が騒々しくなったら、１つずつ楽器を弾くのをやめて、器材を消してだんだん静かにする。 |

第3章 実　践

| 準備・用具・音楽 | |
|---|---|
| 全器材の電源を入れる。<br>　グループに1つの器材（投影した画像）。<br><br><br><br><br>　Uは部屋の好きな場所に行く。<br>　Uは1人ずつ順番に楽器を弾き、1人のPは音に合う器材の電源を入れたり切ったりする。 | 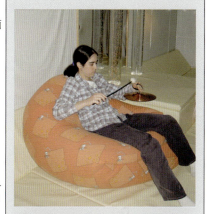<br>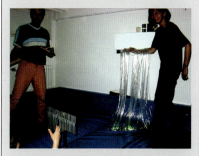<br>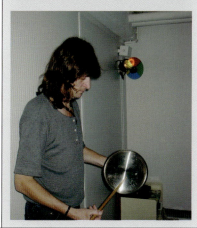 |

*111*

| 段階:時間 | 教授方法の目的 | 内容 |
|---|---|---|
| Ⅱ:約15分 | 皆で最適な部屋の設定を決める。テストした後もう一度試す。 | 音楽が聞こえる。Uはこの音楽に合う器材の設定を考え、決めたとおりに光源をつける。見つけたやり方を撮影し、あとでUに見せることもできる。 |
| 約10分 | 見つけたやり方を記録し分析する。このやり方に基づいて、次のスヌーズレンのセッションで器材を上手く使えるようにする。 | Uは次のスヌーズレンのセッションで何の器材を用いて欲しいかを決めることができる(図を描く)。 |

注:「音の画像」は、さまざまな音の組合わせを表す

第3章 実　践

| 準備・用具・音楽 | |
|---|---|
| 部屋にある光源の器材。<br>音　楽：Händel: Wassermusik, Smetana: Moldau、Buntrock: Spaziergang am Bach、Meusel: Allerlei Bewegung…。<br>１人のＰはスイッチの責任者になる。 | 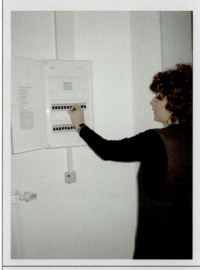 |
| ビデオカメラ、ＶＴＲ記録。<br>設定図。 | 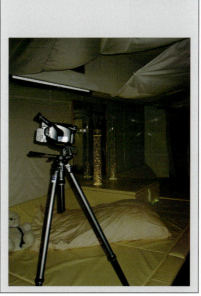 |

第8単元

3.2.8　嗅ぐことと味わうことで想像力を養う

目的　・嗅覚を用いてにおいを鑑別する力を養う
　　　・話し言葉とコミュニケーションを促す　　　・記憶を呼び起こす

| 段階：時間 | 教授方法の目的 | 内容 |
|---|---|---|
| Ⅰ：約15分 | 香りをつけた布でUをこの単元に導く。Uはさまざまな柑橘類(かんきつるい)のアロマを嗅ぎ分けるようになる。難しいと思われるUには、簡単に認識させるためにオレンジだけを選び、そしてメントールや紫檀(したん)等を嗅がせる。 | シフォンの布にオレンジやレモンやグレープフルーツ等の香りをつけて配る。Uはさまざまな香りを嗅いで何の香りかを言い当てる。 |
| | 柑橘類の香りは控えめに使うとすがすがしい効果がある。アレルギーのあるUには注意が必要である。単元の前に必ずアレルギーがあるかどうかを確認しておくこと。 | 相手の顔の前でシフォンの布を振る。相手はこれですがすがしい気持ちになる。相手を変更して同じように行う。 |

第 3 章　実　践

・リラクゼーションのプロセスを支援する　　・視覚を活性化する
・嗅覚と味覚をより活性化させる　　　　　　・アイデアを発展させる

| 準備・用具・音楽 | |
|---|---|
| 　Uは車座になる。U1人ずつに単元の始まる約10分前に香りをつけたシフォンの布（自然なオレンジやレモンやグレープフルーツ等の香り）を配る。 | 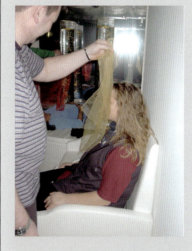 |
| 　Uはペアになって座る。<br>布は上記と同じもの。 | 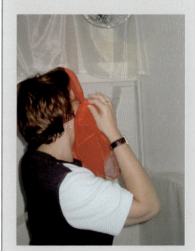 |

| 段階：時間 | 教授方法の目的 | 内容 |
|---|---|---|
| | 香りは想像力を高める。Uは早々に次の物語の準備をする。 | Uは車座になって座るか横になる。自分の顔にシフォンの布を置き、香りを嗅ぐ。Iは柑橘類で有名な国（イタリア、アメリカ、イスラエル等）の名前を言い、Uはその国にいることを想像する。 |
| Ⅱ：約10分 | 内容は絵を見せることでよりよく理解され、Uにとってより活発な体験となり、記憶される。柑橘類の香りでそれらが関連付けられる。<br><br>自分の感じた印象を言葉にしてグループの人たちに話す。 | スヌーズレンの部屋にはもう柑橘類の香りが満ちている。Uはスクリーンが見える場所に座る。<br>「Duft der Orangen」(ドゥフト デア オランジェン)という物語を聴きながら、Iはテーマに合う5枚のスライドを見せる。<br>その後、Uは見たことと聴いたことについて話す。 |
| Ⅲ：約10分 | 味覚と嗅覚で想像性を養う。Uの想像性の度合いに応じて、スライドをもう一度見せてもよい。自分の感じた印象について話す。 | 各Uは柑橘類の実を半分ずつ持つ。物語をもう一度聴きながら実の匂いを嗅いだり実を舐めたりする。<br>Uは自分の体験したことについて話す。 |

第3章 実　践

| 準備・用具・音楽 | |
|---|---|
| Uは車座になって座るか横になる。<br>布は先述と同じもの。 | 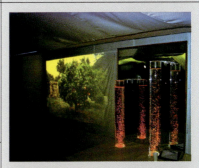 |
| Uはスクリーンが見える自由な場所に座る。<br>順番に見せる：<br>1．オレンジ、レモン、グレープフルーツの木<br>2．木になる実と花<br>3．木の下にあるオレンジ、レモン、グレープフルーツ<br>4．柑橘類の林と谷の眺め<br>5．柑橘類の枝に実、ボールに入れてある実<br>　物語：Müller：Duft der Orangen（日本語で、「オレンジの香り」）。 | 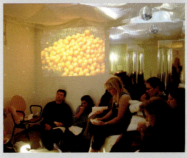 |
| U1人ずつに半分の実。<br>ナイフ、ナプキン。<br>物語：上記と同じもの。 | 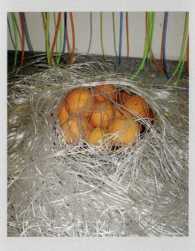 |

*117*

| 段階：時間 | 教授方法の目的 | 内容 |
|---|---|---|
| 約 5 分 | Uは相手またはグループの人たちに味についての印象と味と関係ある事柄を伝える。<br><br>物語を読むと画像が口頭表現と結びつき、そして抽象的な想像性も促進される。 | この時、オレンジとグレープフルーツとレモンを食べてもよい。同時にGoethe（ゲーテ）の「Wilhem Meisters Lehrjahre」（ウィルヘルム マイスターズ レアヤーレ）から「Mignon」（ミグノン）という詩を詠む。<br><br>『君よ知るやその国をレモンが花咲き深き葉っぱの中にオレンジが輝き<br>　青空から柔らかき風が吹き<br>　銀梅花は静かなり月桂樹（げっけいじゅ）が聳（そび）えるその国を知るや君よ』<br><br>後で歌を再生してもよい。<br>Uは自分の考えについて話す。 |
| Ⅳ：約10分 | 口頭による表現とコミュニケーションを活発にし、記憶を呼び起こす。 | Uは柑橘類の入った料理やそのレシピを紹介し、味について体験したことも話して伝える。 |
| 約15分 | 嗅覚と味覚を刺激し記憶を呼び起こす。コミュニケーションを活発にする。 | Uは小さなテーブルに座り、ケーキを食べたりジュースを飲んだりする。 |

第 3 章　実　践

| 準備・用具・音楽 | |
|---|---|
| １つのスライドをそのまま投影してもよい。<br>　音楽：Mignon　の節付け。 | 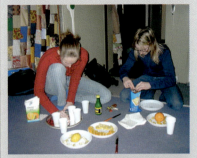 |
| ・Uは車座になる。<br>　レシピ、料理の本 | 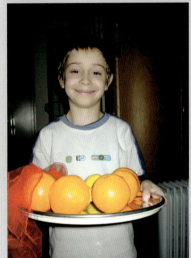 |
| 　オレンジやレモンケーキ（レシピは次の頁）。柑橘類のジュース。U１人ずつに皿、グラス、柑橘類の絵の描いてあるナプキン。 | 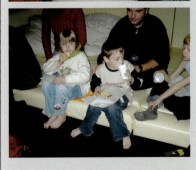 |

## レモンケーキとオレンジケーキ

<材料>

ケーキ： バター125ｇ、砂糖275ｇ、卵3個、エッセンス（オレンジ味かレモン味）1振り、小麦粉250ｇ、片栗粉125ｇ、ベーキングパウダーすりきり小さじ3杯、牛乳125cc

層の部分： 粉砂糖250ｇ、1～2個の無農薬オレンジかレモンのジュースと皮

<作り方>

① ミキサーでバターと砂糖と卵を泡立てて、そしてエッセンスを混ぜる。
② 小麦粉と片栗粉とベーキングパウダーを混ぜる。
③ 牛乳と粉類を①に交互に少しずつ混ぜる。そしてしっかりと混ぜ合わせる。
④ 油を薄くひいたパウンド型に生地を流し、中熱で1時間焼く。
⑤ 粉砂糖とレモンジュースかオレンジジュースを混ぜ合わせる。
⑥ ケーキが焼けた後、熱いうちに層の部分を凸凹(でこぼこ)になるように掛け流す。
⑦ 削ったレモンの皮かオレンジの皮をケーキの上に飾る。

（完成まで約1時間20分）

第3章 実 践

第9単元

## 3.2.9 視覚的な刺激をリズムと音に結びつける

目的　・楽器の音を聴き、光源の効果と結びつける　・光源の効果に合う楽器を選ぶ
　　　・グループの人たちと一緒に作曲し、奏でる　・想像性を養う

| 段階：時間 | 教授方法の目的 | 内容 |
|---|---|---|
| Ⅰ：約5分 | 光源と音をつなげる。手や指で鳴らせる太鼓の低音がよい。 | Uが部屋に入るとき、Iは手で太鼓を叩く。Uは好きな場所に座って太鼓を聴く。 |
| 約10分 | 部屋で順々につけた光源をよく見る。見る光源の変更は音響の合図に従う。光源に応じてさまざまなリズムや音を合わせる。<br>　Uは光源と音の組み合わせが合っていたかどうかを自分で決める。全員が合意したら、他のリズムや音を聞く。 | Uは太鼓を聴きながら1つの光源に集中して観察する。Iは静止かリズムを変更するとUは違う光源に集中する。各Uは同じ光源を見てもよいし、個人的に見たい光源を見てもよい。<br>　後で、個人的に一番好きな光源と音の組み合わせについて話す。 |

第3章　実　践

・グループの人たちの同意と責任意識を養う　　・注意力と集中力を養う
・リラックスして落ち着く

| 準備・用具・音楽 | |
|---|---|
| 基本的な部屋の設定（ＣＤプレーヤーは使用しない。第20単元参照）。<br>　太鼓。 | 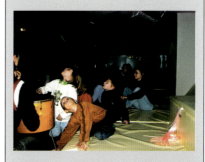 |
| 　リズム楽器：太鼓、レインメーカー（雨の音がする楽器）、レイン・タンバリン、ゴング、ギロと棒、木片、トライアングル、鐘、木琴(もっきん)、鉄琴(てっきん)。 | 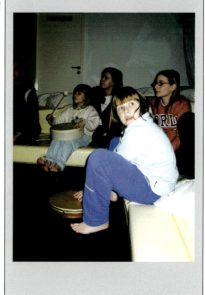 |

| 段階：時間 | 教授方法の目的 | 内容 |
|---|---|---|
| Ⅱ：約15分 | より多くの楽器を弾けば、光源の効果と音の効果も旋律的になる。初めにⅠは楽器を選定する。選んだ楽器に合わせた光源によく集中できるように他の光源を消す。 | Ⅰは1つの光源に1つの楽器を選んで合わせる。例えば、バブルチューブにレインメーカー、スポットライトと静止した回転しないミラーボールにゴング、ソーラープロジェクターに太鼓、ファイバーグローに鐘。順番に光源をつけて合わせた楽器を弾く。Ｕは楽器が合っていたかどうかを決める。必要ならば、楽器を変更する。楽器に合っていない光源は消してもよい。 |
| Ⅲ：約15分 | 上記で行なった体験の後でＵは自由に働く。一緒に協力すること、合意、注意力、そして集中力が必要。光源をつけたり消したりすることは動機を強める。スイッチを操作するＵは大切であり、上手く操作する責任を持っている。 | Ｕは楽器を選び、弾く順番を決めて音の流れを作る。この音の流れを繰り返してもよい。楽器に合っていない光源は消してもよい。楽器を弾き始めたらそれに合わせた光源をつける。 |
| Ⅳ：約20分 | グループの人たちの調和のとれた協力と音楽の基本的な技能が必要。個人的な技能によってＵを起用する。役割は作曲、指揮、奏でること、光源のスイッチのオン・オフ、記録すること（も可能）などである。 | 小さいライト・サウンド・コンサートを作る。Ｕは作曲し、光源と楽器を合わせ、各光源を担当する人数も決める。いくつかの光源を同時に使ってもよい。この結果をビデオに記録することもできる。 |

| 準備・用具・音楽 | |
|---|---|
| 1人のUはスイッチを操作する。<br>Uの選択した楽器。 | 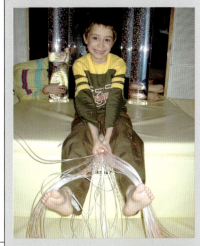 |
| 1人のUはスイッチを操作する。<br>全員で楽器を決める。 | 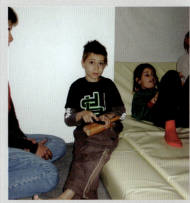 |
| Uは楽器を自由に選択する。<br>　2つのグループに分けることも可能。<br>　2人のUは光源のスイッチを操作する。<br><br>　記録する場合、ビデオカメラが必要。 | 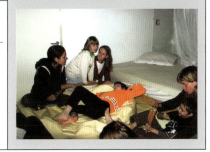 |

| 段階：時間 | 教授方法の目的 | 内容 |
|---|---|---|
| 約10分 | この単元は騒々しいが、集中することも必要なので、Uを疲れさせてしまう。そこで、次の音楽はリラックスさせて休ませるようにする。 | Uは楽しくマットやクッションに横になり落ち着く。音楽を聴きながら先ほどの印象を和らげる。 |
| | IまたはPは落ち着くことのできないUを按摩器を使って落ち着かせる。 | 落ち着きのない子どもを落ち着かせるために按摩器（トゲつきゴムボール、木のボールローラー）を使用する。この場合にはペアになるように組み合わせる。 |

第3章　実　践

| 準備・用具・音楽 | |
|---|---|
| Uは好きな場所に横になる。<br>リラクゼーションの音楽：Albatross等。<br><br><br><br><br>按摩器。<br>Uはペアになる。 | 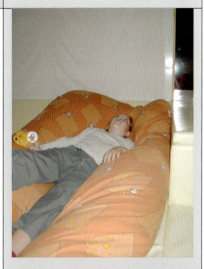<br>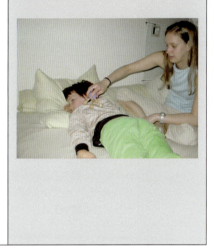 |

127

第10単元

## 3.2.10 光と音の瞑想

目的 ・静かな態度で過ごす ・沈静に耐える
　　 ・さまざまな光源に目を向ける

| 段階:時間 | 教授方法の目的 | 内容 |
|---|---|---|
| Ⅰ:約5分 | 部屋はセッションが始まる前に準備されている。<br>「沈黙というのは自省というものである」ということをUに体験させる。 | Uは黙って部屋に入り、1本のロウソクを囲んで座る。Uは心地よい場所に座っている。目はロウソクに向かっている。Ⅰはたくさんの人が瞑想するために、平和と安静を望み、静かな場所や修道院、僧院を探すように静かな声で説明する。これをこのセッションにも試す。 |
| 約3〜20分 | Uは与えられたテーマについて考える。<br><br>没我に入ることが難しいと思うUは、横になって目を閉じる。ⅠはよくUを観察し、落ち着かないUに近づく（必要ならば、落ち着かないUの腕や手に自分の手を置く）。 | Uは黙ってロウソクを見る。ⅠはUを助けるためにアドバイスをしてもよい。例えば：<br>・よい体験を思い出す<br>・旅について考える<br>・草の葉っぱの上を動いているてんとう虫を想像する<br>・丘の上から湖を眺めることを想像する |

第3章　実　践

・集中する　　　　　　　　　　　　　　　　・自分自身を振り返る
・自分の動きをグループの人たちの動きに合わせる　・ゆっくりと動く

| 準備・用具・音楽 | |
|---|---|
| 　部屋はとても暗い。<br>　1つの回転しない静止したスポットライトをつけてもよい。<br>　部屋の真ん中にロウソクを安全に置いて、灯す。<br>　マッチボックス。<br>　瞑想の音楽：Bells of Tibet。<br>　アロマディフューザー：香木（こうぼく）または糸杉（いとすぎ）。 | 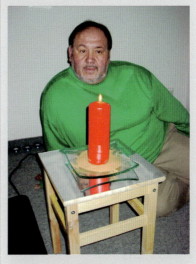 |
| 　上記と同じ。 | 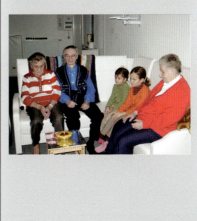 |

| 段階：時間 | 教授方法の目的 | 内容 |
|---|---|---|
| Ⅱ：約 3分 | 筋肉の緊張をほぐす。 | Uは腕と足と頭と首をほぐし、深く息を吸ったり吐いたりして、また楽な場所に座ったりする。 |
| 約12分 | Uはティーライトで瞑想的な状態に入る。深くて余韻の長いゴングの叩きと等しい呼吸は休息の状態を導く。 | Uはティーライトを見る。Iはゴングを叩き余韻を長くさせる。Uはティーライトに注目し一定の呼吸をする。 |
| | Uが容易に自分の人生にあった喜びや平和な状況を思い出すためにスライドの画像を使ってもよい。 | リラックスのプロセスを導くために、修道院や僧院のスライドを選択する。ゴングが叩かれると、Uは自分の人生の中で、満足を感じた穏やかで静かであった瞬間を思い出す。 |

第 3 章　実　践

| 準備・用具・音楽 | |
|---|---|
| 　Uは立っている。高齢者や体の不自由な人は座ってもよい。 | 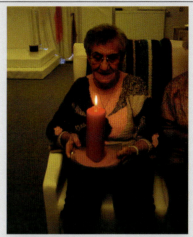 |
| 　小さなテーブルの上に、ガラスのお椀の中にある皿の上においたティーライトキャンドルを置く。このテーブルを部屋の真ん中に置く。このテーブルは鏡の面があってもよい。<br>　大きいゴング。<br><br>　瞑想のためのスライド。 | 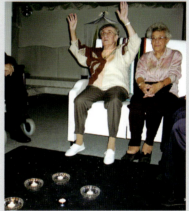<br>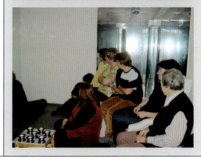 |

131

| 段階：時間 | 教授方法の目的 | 内容 |
|---|---|---|
| 約5分 | 自らの体験を他人に伝える。自ら感動したことを話す。 | Uはお互いに一緒になり、自分自身の瞑想した考えを相互に話して交換し合うこともできる。 |
| Ⅲ：約10分 | 動きを厳粛に行い、グループに合わせる。<br>灯（ともしび）を消さないようにゆっくり動く。<br>一緒に行う動きは観察者にとても調和的な影響を与える。外からは灯しか見えない。 | 各Uはガラスの皿にあるティーライトを受け取る。隣のUが灯す。厳粛な動作で、音楽に合わせて座ったまま「光の踊り」をする。<br>　右手で灯を右へ、そして中へ戻して、次に左手で灯を持って左へ動かす。それを繰り返す。灯を両手で持ち、前に移動させて、また戻す。それを繰り返す。両手で目の高さまで上げて、また戻す。それを繰り返す。<br>　これらの過程全部を繰り返す。 |
| 約5分 | セッションの流れについて考える。 | Uは「光の踊り」と全体のセッションについて、お互いの感じ方を相互に話して交換し合う。 |

| 準備・用具・音楽 | |
|---|---|
| Uは車座になる。 | 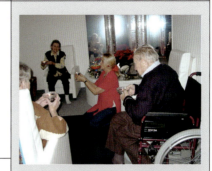 |
| Uは車座になる。<br>U1人1人にガラスの皿に置いたティーライトキャンドル。<br>季節に合わせた厳粛な音楽：Fiala, Händel, Mozart, W.A., Mozart L., Schubert. | 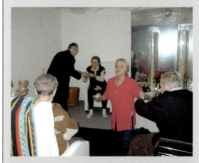 |
| 必要なら電気をつける。 | 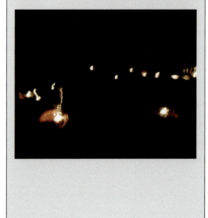 |

第11単元

## 3.2.11 海中物語を体験する

**目的** ・泳ぐ動きと潜る動きをまねる
・他の状況に身を置くことを想像する　・言葉のガイダンスでリラックスする

| 段階：時間 | 教授方法の目的 | 内容 |
|---|---|---|
| Ⅰ：約10分 | Uはここでは走る必要性がないことを理解する。メンタルな練習を準備する。Ⅰの話し方はとても動機付けになる。UはⅠの言うとおりに動く。 | Uは別の部屋または廊下で走ったり、潜る動きを真似たりする。<br>1．早く浜へ走る。<br>2．重い砂を踏む。<br>3．水の中を歩いて渡る。<br>4．強い風のように吹く。<br>5．強い風に吹かれないようにする。<br>6．水の中を走る。<br>7．波を飛び越す。<br>8．水の中を泳ぎ、加速する。<br>9．何度も潜ったり息をついだりする。 |

第3章　実　践

・特別な装置を身体につけ、その動きの変化を体験する　　・想像性を養う
・体験したことを話す　　・耳を澄ます

| 準備・用具・音楽 | |
|---|---|
| Uは廊下、あるいはスヌーズレンの部屋に近い部屋の中にいる。 | 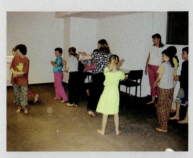<br>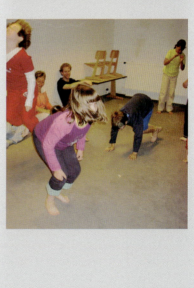 |

| 段階:時間 | 教授方法の目的 | 内容 |
|---|---|---|
| 約10分 | Uをもっと強くこれからの状況に同調させる。知覚の働きを促す。特に固有受容覚と運動感覚の活用を促す。 | 先述の練習を、もう一度足ひれと潜水眼鏡を着けて行う。 |
| Ⅱ:約10分 | Uは動きの物語(泳ぐ・潜る等)の準備をする。ダイビングの準備をする。 | Uは座ったままあるいは横になったままでクッションかウォーターベッドがマットの上にいる。そのまま次の練習を真似る。<br>1．ダイビングスーツを着る。<br>2．さまざまなジッパーを閉める。<br>3．狭いスーツが少し皮膚を引っ張るので調節する。<br>4．酸素ボンベを背中に背負う。<br>5．潜水眼鏡をかける。<br>6．マウスピースを口にはめる。<br>　座っているUは横になる。 |

第3章　実　践

| 準備・用具・音楽 | |
|---|---|
| Uは先述と同じ場所にいる。足ひれ、潜水眼鏡。 | 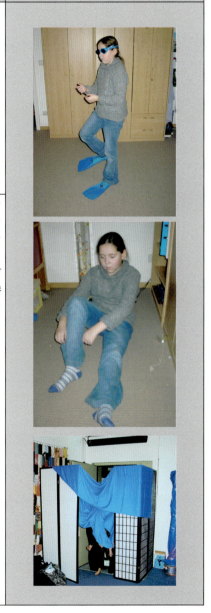 |
| このセッションの始まる前に、スヌーズレンの基本的な部屋を青い布を使って海中の景色に変える。Uはカーテンを通って入り、空いている場所に座る。<br>Iは人びとへの例示として、本物のダイビングスーツ、そして酸素ボンベ、潜水眼鏡、潜水中のスノーケル（換気装置）を持って来てもよい。 | |

137

| 段階：時間 | 教授方法の目的 | 内容 |
|---|---|---|
| Ⅲ：約30分 | 自律訓練法に基づいたリラックスの練習をする。<br>　Ｉはリラックス・プロセスを静かな声で導く。すべての動作が終了した後で適当な休息の時間を持つ。 | ＵはＩの言うとおりにする。Ｉの逐語の指導：<br>Ａ　私はとても静かだ。<br>　　私の息はとてもリズミカルだ。<br>　　私の息はとても静かだ。<br>（Ａを繰り返す）<br>Ｂ　私の右腕は重くなる。<br>　　私の右腕はとても重い。<br>　　私の右腕は暖かくなる。<br>　　私の右腕はとても暖かい。<br>（Ｂを左腕で繰り返す）<br>Ｃ　私の右足は重くなる。<br>　　私の右足はとても重い。<br>　　私の右足は暖かくなる。<br>　　私の右足はとても暖かい。<br>（Ｃを左足で繰り返す）<br>（Ａを繰り返す）<br>（Dogs 1980参照） |
| | Ｕは今ではとても落ち着いてリラックスしているはずである。 ||

| 準備・用具・音楽 | |
|---|---|
| 　Uはスクリーンが見れる所に横になる。Iは全員のUが見えて、UはIの話がよく聞こえる場所に座る。Uは目を閉じてもよい。 | 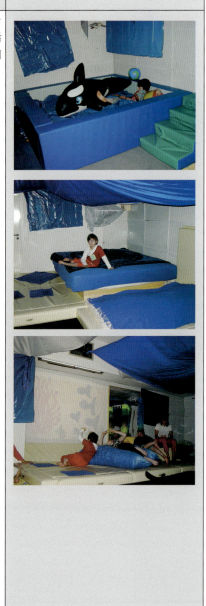 |

| 段階：時間 | 教授方法の目的 | 内容 |
|---|---|---|
| Ⅳ：約20分 | Uは物語に集中する。<br>　物語を数枚のスライドと適当な海鳴りのテーマのＢＧＭで盛り上げる。Uは動きを想像するのみ。<br>　必要ならば、物語に出てくる言葉を事前に説明する。<br>　物語を少し変えてもよい。 | 物語（本書の142頁に載せてある）<br>　Ｉは「海底二万マイル」のスタイルで海中の物語を読み上げる。物語の流れに応じてスライドを見せる。Uが想像するための時間を取れるように、Ｉは適当なところで待つ。 |
| Ⅴ：約10分 | 　お互いの体験を話して交換し合い、まとめる。<br>　絵を描くことで各Uは自分の感じた印象について考えることができる。絵は家で描いてもよい。 | 　Uはダイビングで何を体験したかを語る。そのための絵を描く。 |

| 準備・用具・音楽 | |
|---|---|
| Uはスクリーンを見る。<br>スライド：<br>1．海にある島<br>2．海上にある船<br>3．海中の景色（自分で描いた絵でもよい）<br>　ＢＧＭ：海鳴りの音楽（例えば Buntrock: Das Meer）。<br><br>　スライドの変更。<br><br>　音楽は物語の終わりでストップする。スライド(1.)はスクリーンで残してもよい。<br><br><br><br><br>　Uは車座になる。<br>　紙と色鉛筆 | 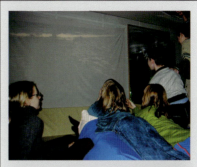<br>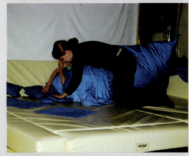<br>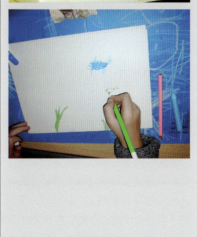 |

## 物　　語

　「あなたは海辺にいる。風は強く吹いて、波も鳴る。遠くには島が見える。その島の前でダイビング船があなたを待っている。砂の上を走って向かうが、しかしこれは難しい。強い風があなたに向かって吹く。転がらないように気を付けなければならない。

　岸辺を辿り、湿った砂を足底に感じ、波も見える。初めての小さい波を跳び越して水中に飛び込む。強い腕と足の動きで船まで泳ぐ。波はあなたの体を上げたり下げたりする。水は暖かく心地よい。水泳は長い時間かからず、すぐに船にたどりつく。綱梯子(つなはしご)を登って乗船すると甲板で友達が待っていて、あなたを暖かく歓迎してくれる。先ずベンチに座って休み、楽しく飲み物を頂く。

　海を眺めていると、あなたの目は島に止まる。そうだ、あそこの岩では、たくさんの魚が泳ぎ、珊瑚(さんご)と海栗(うに)もいる。あそこにダイビングをしに行くのだ。ダイビングスーツを着てジッパーを閉め、酸素ボンベを着けて、潜水眼鏡をかけて酸素ボンベのマウスピースを口にはめる。足ひれをつける。すべて異常なし！　友だちはもう準備ができて水に潜った。

　船の端に座って後方の水中に潜る。あなたは深く深く沈み、島に向かって泳ぎ始める。大きい魚はあなたを見てあなたのそばでいっしょに泳ぐ。たくさんの小さい魚の群れにも出会う。緑の海草はあなたの体を掠めて(かすめて)下には大きいイカが見える。イカはあなたの腕と腹を触ってくすぐる。島の岩が近づく。岩にあるたくさんの穴には多くの魚がいる。穴に入ったり出たりしている。あなたは魚を捕まえてみるがさっと逃げてしまう。すべては美しくて色彩豊かで、夢の世界みたいだ。

　もう暗くなってきた。たぶんもう夕方になったのか、岩の影なのか。とにかく再浮上の時間だ。

　水面に戻ると船から船長が大きく手を振っている。みんなもう戻って来たので急がなければならない。急いで船に到着した後、潜水眼鏡と酸素ボンベと足ひれを外し、ジッパーを開けてダイビングスーツを脱ぐ。あぁ、今は楽になった。皮膚で風と今日の最後の日差しを感じる。

　船長はモーターを動かして、港へ戻る。

　お腹がとてもすいたので、もうすぐ家へ帰れて嬉しい。」

第3章 実 践

第12単元

3.2.12 集中する

目的 ・いろいろなことを覚える ・対象について考える
　　 ・想像性を養う ・創造的で芸術的なデザインをする

| 段階：時間 | 教授方法の目的 | 内容 |
|---|---|---|
| Ⅰ：約7分 | 品物はUが物語を作るのを動機付ける。品物は空間知覚を刺激するようにさまざまな位置に置く。例えば、台の上か机の上か床の上に置く。<br><br>自分との関係によって見たものを確かなものにする。記憶力を高める。 | 部屋にさまざまな品物を置く。<br><br>Uは部屋をよく一望できる場所に座る。Ⅰか1人のUは品物の名前を言う。Uは自分が述べたことを自分との関係でまとめる。 |
| 約3分 | 見たものを深める時間と考える時間をとる。集中できるために静かにする。<br><br>Uが望むなら静かなBGMを聴いてもよい。 | 体を伸ばし、横になる。体の不自由な人や高齢者は座る。目を閉じる。この静かな状態で紹介した品物と部屋の位置について考える。 |

・物語を語る
・リラックスする

| 準備・用具・音楽 | |
|---|---|
| 品物：コップ、バター入れ、鍋、缶、グラス、瓶、かばん、花瓶、皿、財布、鍵、ブラシ、泡立て器、麺棒、木製さじ、帽子。<br><br>普通の電気をつけた部屋で行う。<br><br><br><br><br><br><br>部屋を暗くする。<br>基本的な設定。<br>希望があれば、静かでリラックスする音楽：「Spiegel der Stille」をかける。 | 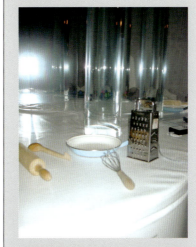<br><br>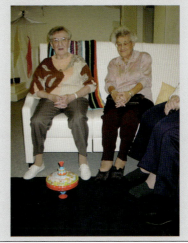 |

| 段階：時間 | 教授方法の目的 | 内容 |
|---|---|---|
| Ⅱ：約15分 | 　積極的な人は弱い人を助けるようにUを2人1組のペアに分ける。<br>　連続した物語を記憶力の訓練として使う（Oppolzer 1996参照）。<br>　物語についてメモを取る。 | 　各Uは相手に紹介した品物を列記する。相手は自分が思い出すプロセスで援助してもよい。相手を変更する。そして紹介した品物が登場する物語を作る。例えば、「私は皿とコップを机の上に置く。しかし朝食用のバター入れを忘れたことに気づいた。財布と鍵をかばんに入れて、帽子をかぶって出かける。…」など。 |
| 約5分 | 　リラックスする時間には物語について考え、記憶力も訓練する。品物は片付けられたため、もうUを助けられない。<br>　相手は前に物語で登場した品物を確認する。 | 　もう一度自分の体を伸ばし、横になる。Uは心の眼で物語を再生する。同時にIはすべての品物をかごに入れて、上に布をかける。<br>　そしてUは相手に物語を語る。相手は、必要ならば援助する。 |

第3章　実　践

| 準備・用具・音楽 | |
|---|---|
| 電気をつけた部屋。<br>Uはペアになる。 | 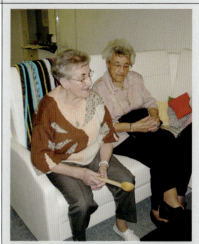 |
| 部屋を暗くする。<br>基本的な設定。<br>音楽は使用しない。<br>布で覆ったかごの中の品物。 | 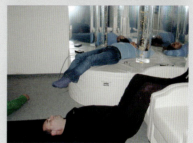<br>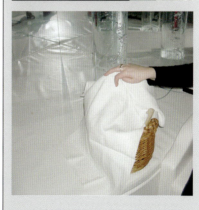 |

| 段階：時間 | 教授方法の目的 | 内容 |
|---|---|---|
| 約5分 | Uはお互いにアイデアを示し、人びとの承認をもらう。<br>確認のために品物を目で見えるようにする。 | Iはある例をとって全員に語らせる。<br>1人のUは同時に、物語で述べている品物をかごから取って部屋の真ん中に並べる。 |
| Ⅲ：約5分 | 創造性をテーマにする。品物はアレンジされていることをUが覚える。<br>Uの協力とお互いの考えを交換し合う用意が必要である。 | 品物を色のついた布と枝で綺麗にアレンジする。Iはショー・ウィンドーを飾るようにするというアドバイスをしてもよい。 |
| 約5分 | 自分自身の記憶を試す。お互いに自分の考えを交換し合う。ショー・ウィンドーやプレゼントの置いてある机を見て、プレゼントの希望などについて嬉しい等の感情を結びつける。<br>アレンジメントを喜ぶ。 | 音楽の伴奏でアレンジメントを見る。Uは静かな音楽か積極的な音楽を選ぶ。後でお互いの考えを交換し合う。<br>翌日または1週間後に物語や品物をまだ覚えているかどうかを確認してもよい。 |

| 準備・用具・音楽 | |
|---|---|
| 　品物を部屋の中に並べる。 | 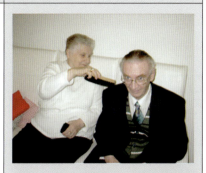 |
| 　色のついた布、飾るものとして花や枝など。<br>　Uの協力。<br><br><br><br><br>　Uはアレンジメントを見る場所にいる。<br>　音楽：Mozart, Grieg, Fiala, Schubert。 | 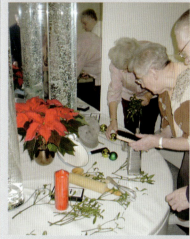<br>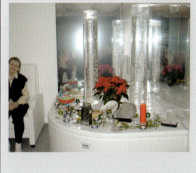 |

第13単元

3.2.13 思い出す

目的　・写真を言葉で説明する　　　　　・聞き取る
　　　・決定する　　　　　　　　　　　・合意する

| 段階：時間 | 教授方法の目的 | 内容 |
|---|---|---|
| Ｉ：約5分 | Ｕをセッションに導入する。部屋は静かで閉じられた雰囲気を提供するので、Ｕは信頼して自分の心を開く気持ちになる。ただし、自分の生活のことを語るのは強制しない。 | 各Ｕは子ども・若者・大人の頃の写真を6枚持って来る。Ｕは自分の写真から1枚を選び真ん中に置く。旋律のよい音楽を聴きながらＵは写真を見る。 |
| 約10分 | Ｕはお互いに自分の生活について述べ、それぞれの過去を覚える。感情的になりすぎる場合は、Ｉが間にはいる。1人のＰだけが語り、他のＵは質問せずに聴く。 | Ｕはどうしてその写真を選んだのか、そして自分とどのような関係があるのかをまわりの人に話して伝える。 |

第3章　実　践

- 過去の出来事を思い出す
- リラックスする
- 想像性を養う
- 物語に耳を澄ます

| 準備・用具・音楽 | |
|---|---|
| 電気をつけた部屋。<br>Uは車座になる。<br>音楽：　Mozart, Fiala, Smetana。<br><br><br><br>音楽は使用しない。 | 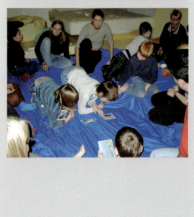 |

| 段階：時間 | 教授方法の目的 | 内容 |
|---|---|---|
| Ⅱ：約15分 | Uは過去のことを思い出し、そして何を皆に伝えるかを決める。<br>グループの人たちから質問されることで、自分が思い出したことについてよく考えることができる。 | 各Uは皆に全部の写真を見せ、そして写真で示した状況で何を体験したかを語る。他のUは質問してもよい。 |
| 約15分 | Uはグループのメンバーの1人の物語を選ぶ。物語の真ん中または終わりには他の写真を使って新しい部分を追加する。先に決めたストーリーを勝手に変えることができるので我慢が必要。<br>物語には意味がなければならない。Ⅰは物語を論理的に続けるのが難しいと思うUを見つけて援助する。 | グループの1人が語った内容をグループの物語の基本にする。2枚の写真まで追加し物語を広げる。<br><br>例：<br>基本は子どもの頃の話。<br>「幼い頃にはよく妹と庭で遊んでいた。砂場があったよ。一度ね、妹の頭に砂をかけた…」<br>他のUは2枚の泣いている子どもと母親の写真を並べ、話を続ける。<br>「めぐみちゃんが泣いてしまって、母ちゃんが走ってきたのさ…」 |

第3章　実　践

| 準備・用具・音楽 | |
|---|---|
| 　Uを4人のグループに分ける。写真を床か机の上に、語った内容に沿って並べる。 | 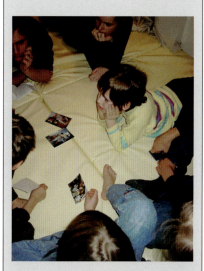 |
| 　小さいグループは車座になる。写真を次のように並べる。追加しようと思う写真を真ん中に差し込むか、または後ろにつける。Uは物語に合う音楽か静かな音楽を選ぶ。<br><br>　Uには1人ずつ2枚の追加できる写真がある。 | 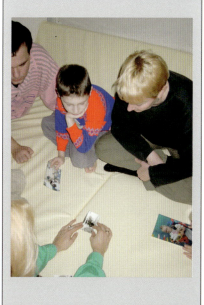 |

153

| 段階：時間 | 教授方法の目的 | 内容 |
|---|---|---|
| Ⅲ：約30分 | Uは耳を澄まし、画像と話を自分の体験とつなげる。グループ内の人たちの会話と他の人の話を聴くことに集中する。 | 各グループは物語を紹介する。後で、Uは感じたことを話す。 |
| Ⅳ：約15分 | このセッションではUをとても疲れさせてしまう。起こったことをもう一度心の眼で振り返り、リラックスして物語を聴く。詳しいことを覚えなくてもよい。 | とても集中した後で、Uは一番好きな場所に行く。Iは皆を静める声で、前の話のある部分を繰り返す。<br><br>IはUの体験のレベルに合った本から短い話を読み上げる。長い話を選んだ場合には、次回その話を続けてもよい。<br>　自由に物語を語ってもよい。 |

| 準備・用具・音楽 | |
|---|---|
| グループの人たちは、順々に自分自身のことを紹介する。全員に写真が見えるように座る。先述で選択した音楽も聞こえる。 | |
| Uは好きな場所に座ったまま、あるいは横になったまま。<br>物語、例えば Eicke: Der kleine Tag。<br><br><br><br>読書をするための懐中電灯。 | 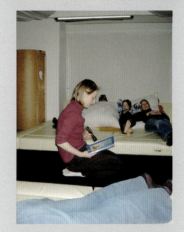<br>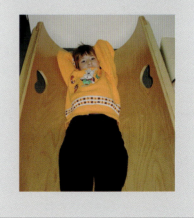 |

第14単元

## 3.2.14 息

**目的** ・正しい呼吸の方法を理解する　　・深い呼吸を促す
　　　・印象を言葉で表す　　　　　　　・お互いにコミュニケーションを取り合う

| 段階：時間 | 教授方法の目的 | 内容 |
|---|---|---|
| Ⅰ：約15分 | 人間の体の働きを理解する。スライドの画像は認知的な処理のプロセスを援助する。実行的な面への好奇心を起こさせる。<br><br>セッションの進行の邪魔を避けるため、後で使用する器材を前もって紹介する。 | 呼吸の生理的な基本を説明する。呼吸器、気管支、肺、横隔膜、胸郭、ガス交換、呼吸容量など。肺機能の予備吸気量と予備呼気量を強調する（Brandis/Schönberger 1988, p149-178）。器材としてレインメーカー（雨の音がする楽器）を紹介する。 |
| 約5分 | 深く息を吸ったり吐いたりすることを体験する。レインメーカーを使って、「ゆっくり深く息を吸って、そしてゆっくり息を吐いて下さい」と言い、呼吸のプロセスを援助する。Uを観察し、必要ならば呼吸の仕方を直させる。Uの口は少し開けている。 | レインメーカーをゆっくり鳴らす。Uは深く呼吸する。目を閉じてもよい。すべての過程で、Ⅰはゆっくり長めの声でUを導く。 |

*156*

# 第3章 実 践

・海と潮風と雨と風とを相互に関連づける
・静かに過す

| 準備・用具・音楽 | |
|---|---|
| Uは部屋でスクリーンが見える自由な場所に行く。<br><br>OHP、またはパソコンとプロジェクター等。<br><br>用具（小物）：レインメーカー。 | 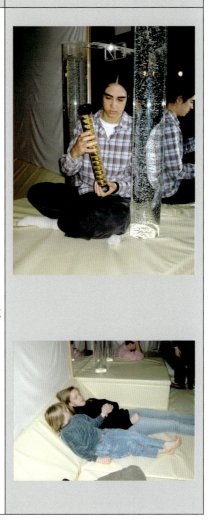 |
| マットに横になる。衣服を緩める。腕は体から90度の角度に保つ。<br>スヌーズレンの部屋の基本的な設定。<br>用具（小物）：レインメーカー。 | |

| 段階：時間 | 教授方法の目的 | 内容 |
|---|---|---|
| 約3分 | 腹式呼吸を体験する。息を吸った後で手で腹部を押してもよい。必要ならば視覚と触覚の強化のために砂袋を腹部の上に置く。視覚的な観察で深い呼吸のプロセスをよく理解できる。 | Uは手を楽にして体のそばに置く。体の上に砂袋を置いてもよい。小さい子どもなら折り紙の船に砂袋を入れて、この船を腹部に置く。深く呼吸する。 |
| 約5分 | 風船の動きを視覚的に観察することで、腹式呼吸をよく理解できる。Iは言葉で呼吸を援助する（第15単元のⅢ参照）。 | 膨らました風船を腹部の上に置き、一定のリズムで呼吸する。息を吸ったら腹部が上がる。息を吐いたら、風船を強く腹部に押しつける。この方法で深く息を吐くことを覚えさせる。呼吸はゆっくりで深い。息を吸ったら、それをこらえ、吸った時間の2倍の時間をかけて息を吐く。 |

| 準備・用具・音楽 | |
|---|---|
| U1人ずつに1つの砂袋。<br>音楽： Bell of Tibet。 | 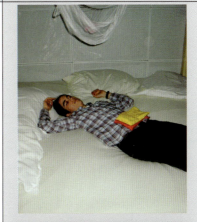 |
| U1人ずつに膨らませた風船（膨らませすぎないこと）。 | 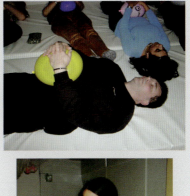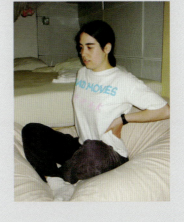 |

| 段階：時間 | 教授方法の目的 | 内容 |
|---|---|---|
| 約3分 | 胸腹式呼吸を体験する。レインメーカーを合図として使う。 | 両手の甲を上にして、両わき腹に置く。息を吸うとき、手で腹の奥に圧力を加えて押し、息をこらえ、そして息を吐くときに、緩める。 |
| Ⅱ：約12分 | 頭の中にスライドの画像を想像することは正しい呼吸法を援助する。必要ならば、海と砂のスライドを映してもよい。アロマは想像力の効果を高める。 | Uは暖かい砂の上にいて、海を見ている様子を想像する。音楽を聴きながら、深呼吸する。必要らばⅠは言葉で助ける：（暖かさ、太陽、波、かもめ、船、貝、小魚、砂…） |
| 約2分 | 体をリラクゼーションの状態から伸ばして、目が覚めた状態にする。 | 腕を上に上げ体を伸ばし、深く呼吸する。 |
| Ⅲ：約10分 | 海の空気を想像し、嗅覚器官を経て脳に伝え、海と風との連想を脳に伝えて刺激する。お互いの感じ方や体験したことを話して交換し合う。 | ミント（メントール、ユーカリ）と塩の匂いをつけた香りの袋またはハンカチを嗅ぎ、隣の人に回す。Uは香りを嗅いで鼻で深く息を吸い、息を吐いた後でこの匂いが何を連想させるかを言う。 |

第3章　実　践

| 準備・用具・音楽 | |
|---|---|
| 先述と同じ。 | 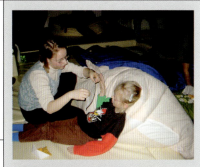 |
| 後ろにもたれて座る。<br>アロマ：メントールの香り。<br>音楽：Buntrock: Das Meer。<br>スライド：海と砂。<br><br><br>楽に座っている。 | 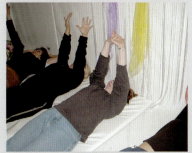 |
| Uは車座になる。横になってもよい。<br>　ミント（メントール、ユーカリ）と塩の匂いをつけた香りの袋またはハンカチ。<br>　音楽は使用しない。 | 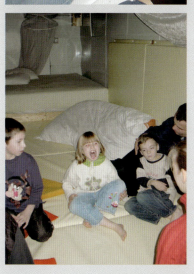 |

| 段階：時間 | 教授方法の目的 | 内容 |
|---|---|---|
| | Iは子どもの連想を助ける。大人は香りを涼風と連想するであろう。単元の前にアロマを使ってもよいかどうかをUに聞かなければならない。 | 異なる前の体験で、Uは違う印象があるはずである。(1.1章参照)。例えばユーカリの飴玉の記憶とともに風邪や紅茶があげられるであろう。連想はいつでもよい思い出ばかりではない。 |
| 約5分 | 知覚した印象について、よく考えて言葉で表す。会話を促進することで、お互いに知り合えるようになる。 | Iは海と浜の絵葉書や写真を持って来て、体験を語る。Uも話す。 |
| IV：約10分 | 徐々に静かにしていって、単元を終える。香り、空気の振動、音楽を用いてIはこの没我のプロセスを早める。<br>強い連想で寒い感じがするUもいるかもしれないので、手が届くところに毛布を置いておく。 | 扇風機で部屋を換気する。Uは音楽を聴きながら、海での休暇に身を置く。Iは言葉で想像のプロセスを援助してもよい。<br>寒い感じがするUは手が届くところにある毛布を使ってもよい（始める前に、毛布が使用できることについて告げる）。 |

| 準備・用具・音楽 | |
|---|---|
| ハンカチを顔の近くで扇(あお)ぐ。<br><br><br><br>海の絵葉書や写真。<br><br><br><br>　Uは部屋の中で、自由にリラクゼーションが図れる場所に行く。<br>　静かな扇風機。<br>　音楽：Buntrock : Das Meer。<br>　手が届くところにある毛布。 | 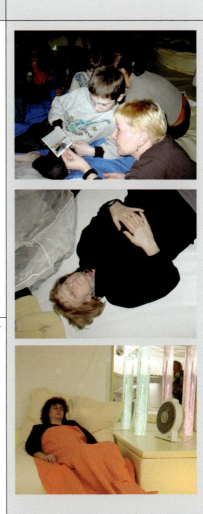 |

第 15 単元

## 3.2.15　深いリラクゼーション

目的　・緊張をほぐす　　　　　　　　・筋肉を緩める
　　　・相手と会話をする　　　　　　・暖かさと身近さを感じる
　　　・自分自身の内面の声を聴く　　・思いを自由にめぐらせる

| 段階：時間 | 教授方法の目的 | 内容 |
|---|---|---|
| Ⅰ：約20分 | Uを按摩でリラクゼーションに導く。お互いに好きな相手同士で行う。相手のニーズに応じなければならない（Grossmann-Schnyder 1992 参照）。ローラーを気を付けて使う。椎骨を撫でたり叩いたりしない。薄い皮膚や少ない筋肉の箇所には優しく転がすか、もしくはスポンジや柔らかいブラシを使った方がよい。 | Uはクッション・マット・椅子に楽に座る。相手は後ろにいる。ローラーをゆっくり<br>・首で<br>・肩からもう１つの肩まで、<br>・脊柱の両側で（ローラーの場合は、脊柱はローラーの車輪の間にある）、<br>・右から左へ転がす。 |
| Ⅱ：約20分 | Uはそれぞれに反応したり感じたりして、弱い按摩または強い按摩を望んでいる。さまざまな触り方と圧力を体験する。 | 練習は上記のように行う。道具は打ち棒（柄の先に玉が付いている）である。交互に転がしたり叩いたりする。約５分後に相手を変更する。これを２回繰り返す。繰り返した後で、按摩された相手は按摩の道具と按摩する体の部分を選ぶ。 |

第3章　実　践

・体をさまざまな圧力で触る　　・相手に親しみ、相手を思いやる
・快い響きを聴く　　　　　　　・深呼吸する

| 準備・用具・音楽 | |
|---|---|
| 部屋は薄暗い。<br>楽に座る。<br>Uは2人1組のペアになる。<br><br>　ペアずつ按摩ローラー、あるいはスポンジ、柔らかいブラシ。<br>　静かな音楽（例えば、Buntrock等）。 | 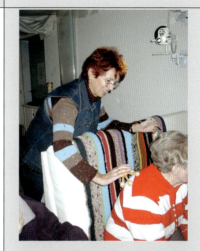 |
| 　ペアずつにローラー、打ち棒。<br>　リズムが明確な音楽: Falla : Elsombrero destres picosかハチャトゥリアン：剣の舞、Dos Guitarras。 | 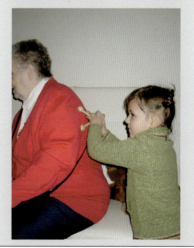 |

165

| 段階：時間 | 教授方法の目的 | 内容 |
|---|---|---|
| Ⅲ：約5分 | 一定のリズムの呼吸は次の光瞑想に導く。リラックスの状態になったら、リズム的に流す呼吸になり、息を吸った後のこらえる時間も短くなる。この中でロウソクを見ながら行うのは、呼吸の集中を援助する。<br><br>大人はこのセッションの一部を伸ばしてもよい（3.2.12章参照）。 | 砂を入れた皿に太いロウソクを置く。この皿を部屋の真ん中に置く。Uは少し開けた口で息を吸って吐く。リラックスの状態で1分間に8〜16回の息をする。きちんと座るように注意する。Uは上半身が伸張したり圧縮したりするのを感じる。<br><br>Ｉは言葉かけで援助してもよい。<br>「心の中で3まで数えながら口で深く息を吸い、そして心の中で2まで数えながら息をこらえ、最後に心の中で3まで数えながら息を吐く。」この一定のリズムの呼吸法をロウソクを見ながら5分間繰り返す。 |

# 第3章 実 践

| 準備・用具・音楽 | |
|---|---|
| 砂を入れた皿に太いロウソクを置く。この皿を床、または机の上に置く。安全のために近くに水のバケツを置く。マッチボックス。<br><br>Uはロウソクを囲んで楽に椅子か腰掛けに座るかあぐら座に座るが、体はまっすぐにする。<br><br>静かな音楽：Silence 等。 | 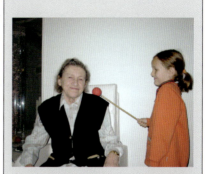<br><br>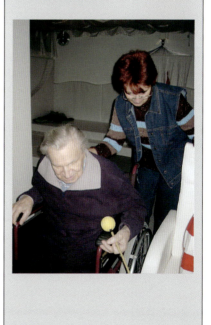 |

| 段階：時間 | 教授方法の目的 | 内容 |
|---|---|---|
| Ⅳ：約15分 | ロウソクの炎の光を見ながら、熟考することが目的である。人の想像力が画像をつくるが、この画像は分析しない。自分の感じを意識し、休まずに思いを自由にめぐらせる。子どもを静かにさせるために石や玉をあげる。子どもはリラックス時間が長すぎたら部屋を出てもよい。 | 先述のように座ったままでロウソクの炎の光を見て、話さず一定のリズムで呼吸を続ける。静かではないUにはIがその近くに座って、手をこのUの背中・肩・太腿に置く。子ども（大人でもよい）はリラクゼーションのプロセスを強めるか維持するために手で玉を回す。<br>静かな音楽を流してもよい。 |
| 約5分 | 瞑想の画像について、Uが望んだ場合にだけ話す。 | Uが望むなら、自分の体験を伝える。Iしか思いを伝える人がいない場合もある。 |

| 準備・用具・音楽 | |
|---|---|
| 先述と同じ。<br><br>音楽：Silence。（音楽をかけなくてもよい）<br><br>P1人ずつ2つの玉をもつ。 | 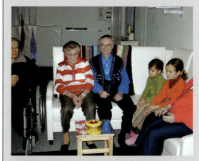 |
| | 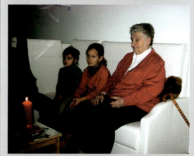 |
| 先述と同じ。 | 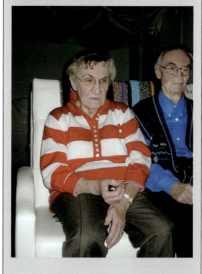 |

第16単元

3.2.16 動物と親しくなる

人間に慣れた一匹の猫か犬（または何匹かのおとなしい動物）をスヌーズレンルームへ連れてきたら一番よい。ぬいぐるみを使ってもよい。

目的　・動物の生き方について学ぶ　　　　・相手とやり取りをする
　　　・柔らかい毛皮を触る　　　　　　　・音と感触でリラックスする

| 段階：時間 | 教授方法の目的 | 内容 |
| --- | --- | --- |
| Ⅰ：約20分 | 動物を先ず部屋に慣れさせる。環境に慣れさせて、動物にここに居たいという気持ちを持たせる。飼い主から動物の生き方を教わる。<br><br>スライドを使うと動物について学べる可能性が増える。<br><br><br><br>軽快な音楽は明るい雰囲気を作り、心地よさを喚起する。 | Ⅰまたは飼い主は動物の生き方や生活の状況について話す。ぬいぐるみを使ったら、各Uは物語を考えて語る。<br><br>アイデアがなかったら、猫や犬のスライドを見て発表を聞く。<br><br><br><br>音楽を聴きながら動物を撫でる。 |
| Ⅱ：約20分 | 動物を使用したセラピーは成功している（Greifenhagen 1991, Olbrich 1997 参照）。生きている動物は青年、大人、大人に随行している子どもの場合に使用できる。高齢者にはぬいぐるみを使った方がよい。 | 猫や犬はUの体の隣か、その上に座っている。普通に撫でられるのが好きである。動物にとって差し支えなかったら、他のUに渡す。ぬいぐるみであっても撫でる。同時に音楽を聴く。 |

・想像性を養う　　　　　　　　・暖かさと身近さを感じる
・明るい雰囲気をつくる

| 準備・用具・音楽 | |
|---|---|
| 　生きている動物（猫か犬）を選んだ場合には、動物と人間との関係について考えて、参加するUの数は少ない方がよい。（1～4名）<br><br>　1匹の生きている動物、またはU1人ずつ1つのぬいぐるみ。<br><br>　猫や犬のスライド。<br><br>　2～4枚の猫や犬のスライドを見せる。<br><br>　軽快な音楽：Grieg, Fiala, Lanner。またはある歌。 | 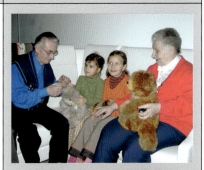<br>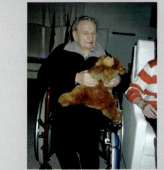 |
| 　1匹の生きている動物、またはU1人ずつ1つのぬいぐるみ。<br>　軽快な4分の3拍子の音楽：Schubert, Lanner, Mozart, Die Deutschen Tänze。 | 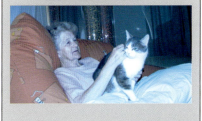 |

| 段階：時間 | 教授方法の目的 | 内容 |
|---|---|---|
| | 愛玩動物がいる人は、自分で連れてきてもよい。撫でるのはリラックスするためである。元気な雰囲気を作るために4分の3拍子の音楽を選択する。 | |
| 約10分 | 高齢者と子どもが対面する。子どもは物語と動物の柔らかい毛皮の手触りを通じて、高齢者を身近に感じることが多い。このことは高齢者施設に特別に重要な意味がある。 | この単元では高齢者と子どもの出会いを行いやすい。落ち着いている状態で動物を観察できる。子どもは我慢することを学ぶ。高齢者は自分自身の体験について話し、子どもに助言する。 |
| | 体験したことについて考えて会話する。 | 最後に、体験したことと感じたことをお互いに話し合う。 |

第3章　実　践

| 準備・用具・音楽 | |
|---|---|
| 　動物は部屋で自由にし、または人間の近くにいる。<br><br>　動物は部屋で過ごすか、または部屋から連れて行かれる。<br><br><br>　音楽は使用しない。 | 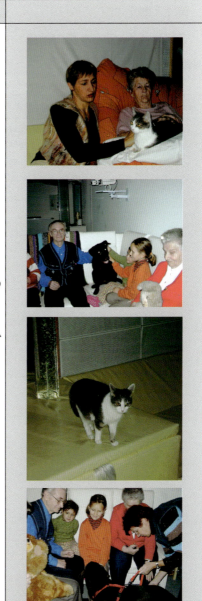 |

第17単元

## 3.2.17　安心を見つける

**目的**　・長い沈黙を経験する
　　　　・物語を通して想像性を養う
　　　　・絵と音楽による体験を言葉にする

| 段階：時間 | 教授方法の目的 | 内容 |
|---|---|---|
| Ｉ：約５分 | この単元には完全に絶対沈黙のルールが設定される。例外は吐き気、トイレに行くこと、突然の痛み等。非常事態には「ＳＯＳカード」を使用する。何かがあったらＵはこのカードを上げる。単元の流れは邪魔しない。Ｉはカードを上げたＵを助ける。 | 僧院や自然の静けさの中で瞑想することは没我のプロセスを導く。Ｕはこれを試す。<br>沈黙のルール：<br>1. 話をしないこと<br>2. 相手から距離を保つこと<br>3. 非常事態なら、「ＳＯＳカード」を上げ、裏面に問題を書くこと |
| 約５分 | スライドの画像は想像を容易にする。お互いに話し合って１枚のスライドにする（修道院か僧院か山か小川）。Ｉは物語で静かな状況に導く。<br>（勧められる物語は Heuermann 1995 参照） | Ｕは床かヨガベンチかクッションか椅子に楽に座り、手を太腿に置く。あぐら座になってもよい。静かなところを想像し、落ち着く。スライドを見る。<br>　Ｉはこれからの話で没我プロセスを導く。<br>　「私たちは山を散歩して、ひと休みするよい所を見つけました。隣の人から少し離れてください。楽に座って、洋服を少し緩めて、そして深く息を吸って吐く。手を太腿に置いて、または小さい茶碗を持つように体の前に置いてください。楽な場所に座るまで少し体を動かしてください。もう一度深呼吸してください。」 |

第3章　実　践

・スライドの画像と音楽を用いて瞑想を体験する
・内容を適切に深める　　　　　　　　　・体験したことを絵に描いて置き換える

| 準備・用具・音楽 | |
|---|---|
| 　Uを単元の前にトイレへ行かせる。スライド：修道院か僧院か山か小川。Uはスクリーンが見える自由なところに座る。<br>　U1人ずつに「SOSカード」を渡す。問題発生の可能性があるなら2人のIを配置する。 | 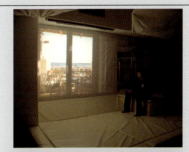 |
| 　上記と同じ。<br><br><br>　Uは楽な姿勢で座っている。あぐら座でもよい。 | 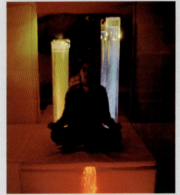 |
| | 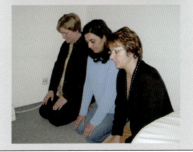 |

175

| 段階：時間 | 教授方法の目的 | 内容 |
|---|---|---|
| 約5分 | スライドを消す。音楽だけに集中しながら意識的に深呼吸する。これは音瞑想である。Ⅰはグループを観察する。必要ならば落ち着かないUの隣に座り、手を背中か肩か太腿に置く。 | 「目を閉じて音楽を聴いてください。自分の息がするのを感じて下さい。静かに座ったままで過ごして下さい。この音を聞きながら美しい自然の真ん中に座っているのを想像してみて下さい。」 |
| Ⅱ：約5～10分 | 2分ごと（子どもの場合1分ごと）にスライドを見せる。必要なら、Ⅰは提示しているスライドを短く説明する。 | 「話さず、目を開けてください。順々にスライドを見せます。座ったままで見ていることについて、自分が体験しているところを想像して下さい。画像をよく見て下さい。後で話しましょう。」 |
| 約5～10分 | このスライドシリーズを段階Ⅰで聴いた音楽でもう1度見せる。画像と音の連想で情感的な効果は高まる。同時に記憶力を高められる。 | 「話さず、前に聴いた音楽を聴きながら同じ画像を見て下さい。画像の美しい部分を覚えて見てください。もう見ていた同じ部分を覚えることができているかもしれません。」 |

第3章　実　践

| 準備・用具・音楽 | |
|---|---|
| 音楽：アルプホルン。<br>Kramer : Eine Reise durch Glockeneuropa<br>（日本語で、「鐘欧の旅」）。 | 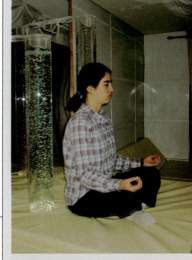 |
| スライド：<br>１．谷への眺め<br>２．谷への他の位置からの眺め<br>３．頂を越えて青空への眺め<br>４．アルプスの草原<br>５．花見<br><br>音楽：上記と同じ。<br>スライド：上記と同じ。 | 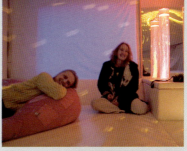<br>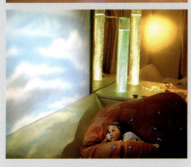 |

177

| 段階:時間 | 教授方法の目的 | 内容 |
|---|---|---|
| 約10分 | 絵と音の体験を深め、言葉で意識する。記憶力と想像性を養う。話の流れを理解させるためにスライドをもう一度見せてもよい。 | Uはどんなスライドの画像であったか、画像の部分を覚えたかどうかについて話す。さらにスライドシリーズを、音楽を使った場合とそうでない場合で、どのように違いを感じたかを話す。 |
| Ⅲ:約15分 | 興味があれば、Uがテーマを広めるきっかけとなる。話す順番を決める。想像性と自由な話の流れと安全は維持される。 | Uは「山での散歩」というテーマに他の画像を選ぶ。ハイキングを小さい2〜5枚のスライドシリーズで完成させる:<br>・山の花<br>・川床<br>・石<br>・山の動物<br>・休憩など<br>　各Uは並べた画像で連続した話をつくれる。<br><br>　他のUが牛の鐘か風の楽器かバードコールなどで物語を伴奏できる。 |
| Ⅳ:約20分 | 単元で体験したことを振り返る。この課題を家でやってもよい。描いた絵について話してもよいが義務ではない。 | 皆は瞑想することで、受けた印象のイメージについて絵を描く。 |

第3章 実　践

| 準備・用具・音楽 | |
|---|---|
| Uは楽に座ったまま。<br>明る過ぎない照明。 | 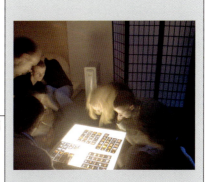 |
| Uはスライドを照らす光ボックスを囲んで座る。<br>　選んだスライドを使う（P1人ずつ2〜5枚）。<br><br><br><br><br><br>　合っている楽器 | 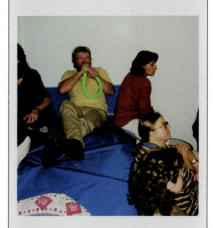 |
| A2かA3の紙。<br>色鉛筆、または水彩絵の具。<br>下敷き。 | 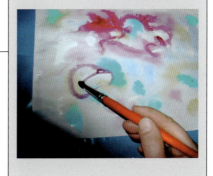 |

*179*

第18単元

3.2.18 プロジェクト「オリエント」

スヌーズレンの部屋では1日間以上かかるセッションも行われる。部屋は特別な景色や舞台に改造できる。適当な光・色・画像・香り・音楽・楽器の選択で、速やかにさまざまなシーンにふさわしい雰囲気がつくれる。例として「オリエント」のテーマを紹介する。

目的
・異文化に身を置く
・一緒に演劇の筋書きを計画する
・嗅覚と味覚を刺激する
・オリエントでの暮らし方を理解する
・想像性を養う
・リズミカルに踊る

| 段階：時間 | 教授方法の目的 | 内容 |
|---|---|---|
| Ⅰ：約30分 | 肝心なことはオリエントの生活に身に置くことである。Uは準備段階で相談した役割を果たす。役割に応じてUは服を選ぶ。<br>　品物を見栄えよく並べて飾る。市場(バザール)での生活には会話が不可欠である。商人はUの望みに応じて話したり、駆け引きをしたり、議論したりする。自由に話すことと耳を澄ますことと鑑賞することが必要である。 | 部屋を市場に見立てる。場所があったら部屋の前にも店を並べる。各Uは決めた役割を果たす。店の主人、喫茶店の主人、ウェイター、踊り子、買い物をする人。バザールの客は店から店へ行き、品物を提示させ、自ら調べ、試してみる。 |

第3章　実　践

・市場(バザール)の生活を理解する　　　　　・写真を言葉と活動で説明する
・役割を担い、場面を演じる　　　　　　　・ルールを守る
・体験したことを振り返る

| 準備・用具・音楽 | |
|---|---|
| プロジェクトを教室やグループ・ルームで準備する。Uは画像とテキストでオリエント（1つの国：レバノン、シリア、イラン、イラク、イスラエル、ヨルダン、サウジアラビア等）の人情風俗に慣れる。主として特別な気候条件での普通の暮らし方を話し合う。住民の一日の生活の流れについて話すにはさまざまなものがある。<br><br>例としてバザールでの生活を紹介する。男の人は売主やレストランのウェイターの役割を担い、女の人は、時々旦那を同伴して、買い物をする。たくさんのさまざまな匂いと音で知覚できる | 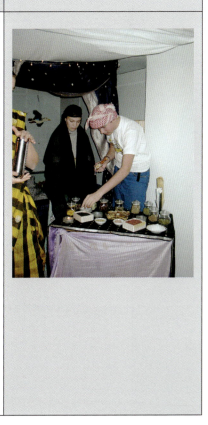 |

*181*

| 段階：時間 | 教授方法の目的 | 内容 |
|---|---|---|
| Ⅱ：約45分 | Uは興味に従ってグループを選ぶ。特別な品物について調べ、植え方や使用方法を学ぶ。触覚・嗅覚・味覚を用いることによって知識の増加が強化される。印象を描き出す。この段階の終わりにはUが品物を選ぶこともできる。レシピを使って、調理して皆で食べる。グループは料理をスヌーズレンの部屋の前で作る。調理用の器材は必要な場所で準備されている。 | Uは3つのグループに分かれて店を囲む。ここには調味料・化粧品・果物・パン類の店がある。<br>商人は品物を紹介し、原産地・使い方・味・保存期間などを説明する。Uはいろいろな品物に触れ、食品を食べてみる。後で小さな定食を準備することができる。<br>パン屋には冷たいケーキと焼き菓子があり、調味料店にはサラダまたはレーズンとナッツを入れたご飯があり、果物の店にはデザートがある。 |

第3章　実　践

| 準備・用具・音楽 |
|---|

　Uはどんな役割を果たすかを考え、小さいグループで相談する。例えば、調味料か果物かパン類を売る店の主人か、レストランの主人とウェイターか、喫茶店で話したり、水タバコを吸ったり遊んだりしている男たちか、買い物をしている女の人と男の人等の役割。さらにUは繁華街と喫茶店の器材・相応の服と日常の行動について考えるべきである。

　店で売られる品物を選び、セッションの前に買う。1つのグループは品物を使用できるレシピを調べる。1人のP（レストランの主人）は飲み物を選び、買う。1人か2人のUはこの国で伝統的なゲームを調べ、セッションでレストランの中を紹介し他のUを遊ばせる。例えばシェシュベシュ（バックギャモン）、またはカラハ（マンカラ）のようなゲーム。

　1人のUはIが選ぶ昔話（例：千夜一夜物語第9巻、487〜501　夜のアブー・キールとアブー・シールの物語）をレストランのコーナーで読み上げる。昔話は読み上げるのが一番よいが、CDでもよい。このシーンを舞で完成するのは面白い。オリエンタルな舞を知っている女性のUがいるかもしれない。

　必要ならばプロフェッショナルな舞姫を招待してもよい。舞をUが太鼓と笛か「Hotel El Fatimi」というCDで伴奏する。さまざまな役割を相談し練習するべきである。プロジェクトをスヌーズレンの部屋で実践する前に、全部の器材が準備されている。

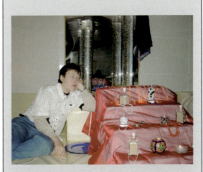

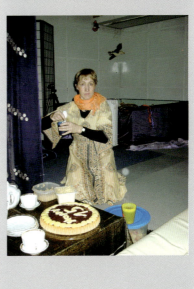

| 段階：時間 | 教授方法の目的 | 内容 |
|---|---|---|
| Ⅲ：約60分 | Uは品物を見る時間を取ったり、話したり、食べたり、遊んだりするレストランの客の役割をする。各Uが作った料理を食べてみて、味と品質について意見を述べる。そしてレストランの主人が準備した国産の飲み物について学ぶ。<br><br>Uは後でゲームをするか、昔話を聞きながらリラックスするかのどちらにするかを選ぶ。IはUが選べるテキストとCDを並べる。Uはゲームを選んだら、ルールを守ることと負けても挫折感に強いことが必要である。 | 市場の喫茶店に3つの料理を持って来て置く。主人はいろいろな飲み物を準備する：水、ジュース、お茶、珈琲。<br><br>Uは「机」を囲んで、料理を食べたり飲み物を飲んだりする。1人か2人のUは伝統的なゲーム（例：カラハ）について調べて、他のUに紹介する。1つのグループはゲームをやって、他のグループは昔話に耳を澄ます。背景にはオリエンタルの音楽が聞こえる。 |

## 準備・用具・音楽

　スヌーズレンの部屋を光と鏡で小さな店と1つの喫茶店が並んでいる市場に変更する。繁華街はスヌーズレンの部屋の玄関や廊下まで築いてもよい。スヌーズレンの部屋は遊んだり踊ったり話したりする広場になる。

　店には調味料（ペパー、シナモン、丁子（ちょうじ）、カレー、パプリカ、サフラン、生姜）や果物（オレンジ、レモン、ザクロ、葡萄（ぶどう）、棗（なつめ）、無花果（いちじく））やパン類、軽食（トルコの蜂蜜、小さくて甘いケーキ、焼き菓子、フムス、茄子、ファラフェル）が買える。喫茶店でグループで作った料理を食べて、水かアーモンドとペパーミントティーか珈琲を飲む。背景にはCDかライブのオリエンタルな音楽が聞こえる。

　Uは場にふさわしい服を着る。男性はターバン、トルコ帽、カフタン、明るいズボン、白いシャツ。女性はスカーフ、長いスカートかドレス、刺繍（ししゅう）のある靴、たくさんの飾り。女性のUは単元の前に目を芸術的に化粧してもよい。

　このプロジェクトをビデオに撮影し、最後に、グループで編集することもできる。

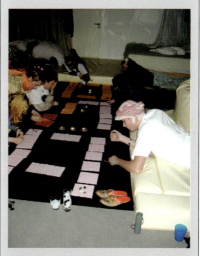

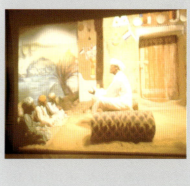

第 19 単元
3．2．19　パーティーとお祭りとお祝い

普通スヌーズレンの部屋はリラクゼーションと休憩の場所として使用される。先述した具体例の通り、スヌーズレンの環境は人の注目を引いたり、さまざまな感覚の活用を支援したり、コミュニケーションと接触の機会にも恵まれたりする。先行文献には、このスヌーズレンルームは人間関係（スタッフと利用者の関係）を深め支援することが強調されている（Des Rosier/Theroux 2003; Thomas in: Mertens/Verheul 2003 参照）。

それでは、他の特別なイベント、例えば友達との出会い、誕生日のパーティー、お祝い等もこの部屋で開催されないのはどうしてだろうか。この部屋の雰囲気は、心地よさと早くスタッフと身近になれるという条件を満たしている。このような部屋をもっと有効に使った方がよい。

目的
・パーティーを成功させるための雰囲気をつくる
・イベントに光・色・音・香りの刺激要素を取り入れる
・部屋を創造的に装飾する
・装飾した部屋でよい気分になる

準備・用具・音楽
基本となる部屋は、いわゆるホワイトルームであり、利用者のニーズに応じて作られ飾られる。第 10、16、18、20 の単元の例が、部屋の多機能な使用が可能であることを証明している。特に多彩な色のバブルチューブ、液体プロジェクター、スポットライト、プロジェクターによるスライドの画像とアロマの使用は、無意識に大脳辺縁系に影響を与え、すなわち利用者の気分にも影響を与える。だからこそスヌーズレンルームは会話と社会的な出会いのための正しい雰囲気を作るものである。なぜ部屋では

・誕生日パーティー
・祝典

・クリスマス・お正月
・春・夏・秋・冬の祭り
・記念日

等を祝わないのであろうか、ここで何を祝うかが決定したら部屋をそのように飾る。部屋にある器材でその雰囲気を作る。

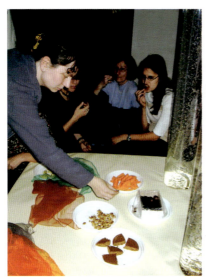
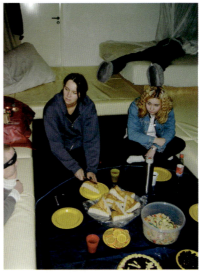

基本となる要素はバブルチューブ、液体プロジェクター、ミラーボール、スポットライト、ブラックライトである。その時のテーマと参加する人たちの年齢集団に合った音楽、色のついた布、飾り物の植物、香り（または料理）は補完的な感覚刺激としての役割を担う。

**実践例**

*1. 誕生日パーティーと祝典*

パーティーの行い方と内容は、参加する人たちの年齢集団と障害によって異なる。幼い子どもはマット、クッション、ボールプール、ウォーターベッドで遊ぶであろう。一方、大人は心地よい座臥具（椅子・クッション・ソファ・マットなど）を選び会話をするであろう。

部屋の温度は 22 度に設定し、換気扇もつける。玄関にはビュッフェのテーブルを並べ、グループをつくるために座臥具を車座に配置する。

部屋には見えるぐらいの 50 〜 100 ルクスの薄明かりがある。間接照明と壁に向けているスポットライトがある。

部屋には、話や発表やスピーチ等ができる特別な場所もつくる。この場所では誕生日のUまたは正客(しょうきゃく)が、他の人のスピーチやプレゼンテーションで顕彰される。話を語ったりテキストを読み上げたりする人は周りの人の注目を引く。その場所はバブルチューブの台、あるいはスポットライトで照らされる所が適当である。

色のついた布とテーブルクロスで部屋を飾る。そして映写されるプロジェクターのスライドの画像が正客に対してふさわしい雰囲気を作る。

## 2. 季節の祭り

季節に応じて部屋を飾る。春にはチューリップや黄水仙(きすいせん)、梅、桜などの花がよい。果物の枝や鮮やかな緑を器材につける。金網を天井や壁のくぼみに付けて、これに花も付けることができる。部屋には春の香りがする。

プロジェクターで春の景色を撮った写真をゆっくり映す。

心地よい座臥具コーナーは人を招くものである。手の届くところには生け花や季節に応じた感触の良い材料がある。

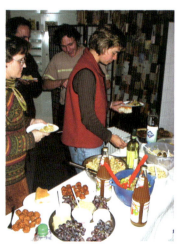

- つくし、蕗(ふき)の薹(とう)、桜、鯉のぼり、ひばり、桃の花
- 蓮(はす)、かわせみ、蛍(ほたる)、あやめ、砂、貝、砂で遊ぶ玩具
- 紅葉、もず、コオロギ、キリギリス、彼岸花、りんどう
- スキー、スケート、南天、ヒイラギ、落ち葉、餅、クリスマス・ツリーの飾り物

この材料で記憶が強化され、Uは自分

自身の思いとイメージを言葉に表して、まわりの人びとと会話を始めることができる。

　家具も季節によって用意する。普通はビーズクッションやマット、椅子が使用されるが、夏になるとビーチチェアや日傘が使われる。

　音楽もテーマによって用意する。Uが歌える春夏秋冬の歌がある。クラシックの音楽とモダンなリラクゼーションの音楽とどちらも適当である。私たちの研究所（フンボルト大学のリハビリテーション科学研究所）で行われた授業で、インテグレーションを受けている小中学校に通う障害児のために「クリスマス的な感覚の旅」というテーマの単元を次の目的を持って実践した。

**目的**
・想像性をかき立てる
・嗅覚と味覚を刺激する
・嗅覚的なアロマと味覚的なアロマを覚える
・1枚の絵を正確に組み合わせる
・細かい運動のスキルを養う
・耳を澄ませる

**流れ**
　子どもは描いたレープクーヘン（クリスマスのお菓子）のハートを首につける。正面には名前、裏面にはパズルのように半分の絵が描いてある。Iは子どもをスヌーズレンの部屋の前に集め、まもなくメルヘンの森へ行くつもりであると伝える。素足で生徒たちは広葉・柴・木肌の根(ねお)覆い・コケの箱と冷たい水のバケツと、最後に、お湯のバケツを歩きぬいて、メルヘンの森にしつらえたスヌーズレンの部屋に入る。暗闇にはブラックライトで照らしている白い足跡が見える。子どもは足跡に沿って座る場所へ行く。部屋にはブラックライトと共に星のカーペット、バブルチューブ、静止しているミラーボールを照射している色のついた旋回板が稼動している。バブルチューブは緑色に固定する。森の雰囲気を出すために壁には緑の布が貼ってあり、座臥

具には緑か茶色の毛布が掛けてある。

　子どもは小さいグループに分け、皿の上の缶に入れたさまざまな香りを嗅ぐ：シナモン、丁子(ちょうし)、アーモンドオイル。背景には静かなクリスマスの音楽

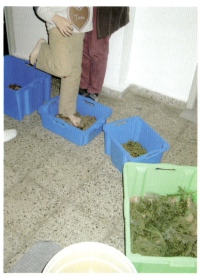
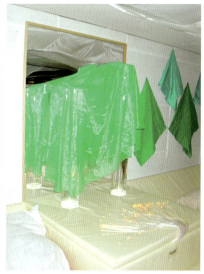

が聞こえる。香りと連想する思い出をお互いに話した後、蜜蝋(みつろう)の板と星の形の抜き型を配る。丈夫な下敷きの上で蜜蝋の板から2つの星をくり抜き、つなぎ合わせる。各頂点に丁子をつけるために、糸を刺し通して穴を開ける。

　できた星をもみの木の枝に掛ける。セッションの終了後に、子どもたちはみんな自分の星を持って帰ってもよい。

　単元の2段階目では、子どもはペアに分かれてお互いに目を閉じて食

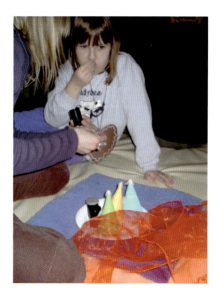

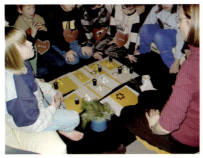 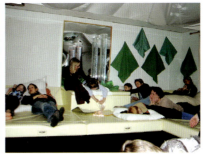

べ物(オレンジ、みかん、レープクーヘン、伝統的なクッキー、マルチパン等)を味わって、それがおいしいかどうかを説明し、認識を深める。その後、子どもは休むところを探す。音楽をとても静かにする。Ｉは物語(例:「星の銀貨」というドイツのメルヘン物語)を読み上げる。読み終えたら子どもは音楽(音量を大きくする)だけを聴く。単元の最後の段階で子どもは自分のプレゼントを探す。プレゼントにはレープクーヘンハートの裏面の絵の片割れの半分がつけてある。

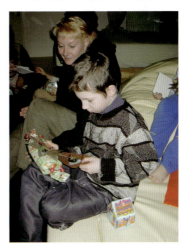

### 3. 記念日

　Ｕに関連している事柄や人間の思い出のためにスヌーズレンの部屋を使えないだろうか。スヌーズレンの部屋は回顧する場所でもある。これらに応じて写真や画像を貼って、スポットライトで照らす。破壊、自然災害、病気、死などの悲しい思い出のみならず、復興、夏至などの楽しい思い出はたくさんの人に、特に大人や高齢者に、特別な意味がある。

　介護者はこのような記念日をスヌーズレンに取り入れる必要性を感じる。回顧する時間の流れをスタッフは１人の参加者やグループの人びとと相談する。一緒に部屋を花と画像で飾る。特別なアロマ(ベルガモット、レモン、

薔薇、イランイラン、杉、シナモン）は体験をより深める（Michalik/Feiler 1996 参照）。対象者とその出来事に即して音楽を選択する。部屋自体が安静と回顧を導くので、あまり話さなくてもよい。自分の思いを伝えたり、お互いの思いを交換したりできる相手が欲しい人もいる。人びとと会話をすることによって適切な解決方法を考えるプロセスを喚起し、可能な問題の克服に向かわせ始める。セッションの中で解決しなければならない心理的な問題が発生する可能性もあるので、心理学的な知識や技能を有する心理学者が必要である。

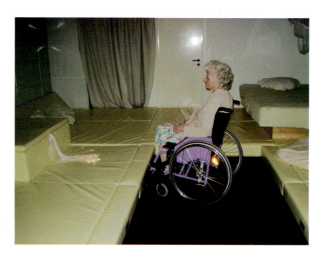

第3章 実 践

第20単元
3．2．20　リラクゼーション・スヌーズレン

**目的**
・部屋の休憩・休養・リラクゼーションの場所として使う
・部屋で心地よいと感じる
・部屋を自由スヌーズレンとして準備し、落ち着きのある雰囲気をつくる。
・適当な光源の要素を使う
・適当な音楽を選ぶ
・適当な香りを使用する
・自由スヌーズレンに応じた関連器材を準備する
・自由スヌーズレンのルールを守る

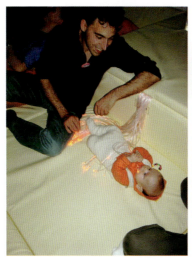
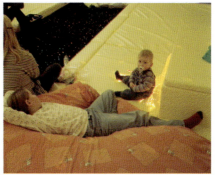

　スヌーズレンは精神衛生に良く、リラックスの効果が部屋のすべての利用者に確認されている。光と色の刺激、心地よい音楽と、気分を明るくしリラックスさせるアロマで、視床下部にある大脳辺縁系に影響を与える。体内の力の保存と再生の機能が活動し、体が「休憩」にスイッチオンされる。心血管の

*193*

変化、すなわち心拍数と動脈の血圧が下がり、人間は心地よい気持ちになって、腕と足に温かい感じがする。同時に呼吸量が大きくなり、呼吸周期が長くなる (1.1 章；1.3 章；3.2.14 章；3.2.15 章参照)。このような変化はバイオシグナルの測定で図る。これはスヌーズレンの効果を証明する上で大切である。リラクゼーションのプロセスで情緒・認知・行動的なレベルで何が起こるかは、支援する側のリラクゼーション・テクニックも含め、さまざまな専門の文献に書かれている (Petermann 1999 参照)。

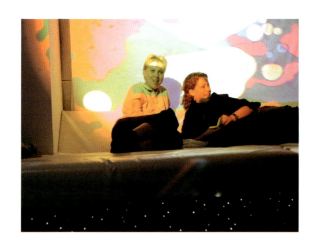

多くの場合、スヌーズレンの部屋は事前にセッションの時間が調整されていれば、利用者全員に使用されてもよい。それでは何のために使えるのであろうか。

・リラクゼーションのため
・鋭気を養うため
・平日のストレスから逃げ出すため
・いろいろなことについて静かに考えることができるため
・親しい人間にいっそう身近さを感じるため

利用者が希望すれば観察者も一緒に入れる。危険やリスクを避けるために初めてのセッションには観察者が一緒に居た方がよい (2.5 章；SOS カード参照)。利用者は心地よくて、余裕のある服を着て参加した方がよい。また、

第3章 実　践

部屋の温度は 22 〜 24℃なので、軽い服を着た方がよい。

　自分の好きな座席へ行って好きな光を見る。時々自分の家にいるような雰囲気を作るために間仕切りを用いる。部屋に何人かいるようなら喋らない方がよい。例外は、親しい人（親類、友達、知り合い）と話そうと思うときだけである。（ルールは付録を参照）。

　このリラクゼーション・スヌーズレンの基本的な設定はすでに経験済みである。（2.3章参照）。

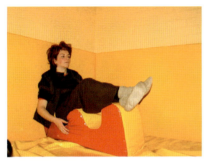
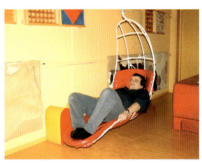
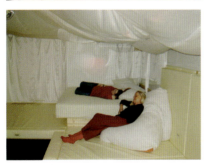
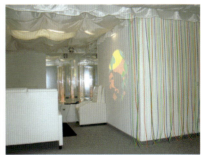

次の光源を使うとよい。
・バブルチューブ
・静止しているミラーボール
・旋回板を付けた液体プロジェクター：4原色／液体
・ファイバーグロー、ファイバーカーテン、ファイバー噴水

光、特に光の波は人間の心理的なプロセスに特別な影響を与える。例えば、

高齢者が子どもや若者より明るい光を欲しい場合がある。そして色の効果も異なって感じられ、処理されている。心身を弛緩して鎮静の効果を得ようと思うなら、使用する色はオレンジと紫と青と青緑とマゼンタの組み合わせがよい（Gimbel 1994, 28f., p44-50 参照）。音楽も拍子・音・曲調で人間の心理、つまり行動に影響を与える。生体力学で心理的な反応は、心拍数や呼吸周期、筋肉の緊張の変化、肌色、発汗など、それにジェスチャーとミミック（表情のジェスチャー）で部分的に計ったり見たりできる。自律神経系をポジティブに刺激しようと思うなら、すなわち人間がリラックスしたり休んだりするのには、個人的に好きな音楽の曲調・拍子・音・強弱を調整する必要がある。自分の気持ちを静めるためには、音量が大きすぎなく周波数も低い（125～1000 ヘルツ）方がよい。16～100 ヘルツの周波数は夢を見ようと思わせ、人の心理に眠い感じを与える（Neander 1999, p7, p50, p149-152 参照）。2.2 章にはリラクゼーション・スヌーズレンに適した各年齢層に使用され成功を収めた曲がたくさん載せてある。

　不特定な診療をするのに一般的にアロマを使用するかどうかを考えるべきである。アロマは、一定のリズムのある深呼吸をもたらし、緊張や硬直をほぐし、気分を明るくし、一般的な心地よさをもたらす。すがすがしい気分になる精油またはリラックスする精油を使用する場合、以下の一覧表でアレルギーを持っている人に報告する。レモンとコニファーはとても気持ちよいといわれる。

| 〈刺激する油〉 | 〈リラックスする油〉 |
|---|---|
| ペーパーミント | ベルガモット |
| ローズマリー | ラベンダー |
| レモン | 薔薇 |
| カボス | 薔薇のゼラニウム |
| アメリカ松 | イランイラン |
| バーベネ、レモンバーベネ | オトギリソウ |
| 銀梅花（ぎんばいか） | ネロリ |

すがすがしいアロマとして次のブレンドがよい。

> 100ミリの水に
> ・香木2滴
> ・パチョリ1滴
> ・イランイラン1滴
> ・オレンジ3滴

(Michalik/Feiler 1996, p63-65 参照)

　大人、特に高齢者は、1時間以上スヌーズレンの部屋で過ごせる。最適な環境を作ってもリラックスしにくい人もいるであろう。子どもと若者はあまり長い時間過ごせない。その人たちには練ったり折ったりできるもの（例：スクイズ・ボール、パイプのモール）をあげたら緊張やうるささは吸引される。それに相手と一緒になって按摩ローラーや風船やトゲ付ゴムボール等を背中や腕に転がしたら早くリラックスできるだろう（第4単元3.2.4章を参照）。この器材を使用者が直ぐに使えるように箱に入れておく。
　上述した外部のテクニカルな要因に注意したら、光の設定であれ、音楽の選択であれ、アロマの使用であれ、その上、利用者に適当な服と行動上の注意を説明したら、部屋の説明を受けずに自由スヌーズレンのために使うことができる。

# 付　録

## 1．スヌーズレンルームのドアの掲示

　次のドアの掲示は１つの提案であり、リラクゼーション・スヌーズレンをしようと思う人を含めて一般的に幅広い利用者向けのものである。言うまでもなく、特別な利用者が使用する場合には、掲示の内容を修正しなければならない。

---

スヌーズレンを利用する皆様へ

この部屋は特別な部屋で、利用者とお客様とスタッフメンバーを楽しませます。
この部屋をよい状態にしておくために、次のルールを守ってください。

お願い
スヌーズレンの部屋に靴で入らないでください。
借りたストッキングを使った後、それを箱に入れてください。洗濯します。
電気器材で遊ばないでください。
他の光源や音源をつけてもよいですが、使った後は消してください。
器材をスヌーズレンの部屋から持ち出さないでください。

部屋では
・食べないでください。
・飲まないでください。
・タバコを吸わないでください。
ドアが７時〜20時の間で閉まっている場合には、スヌーズレンの最中です。
他の人の邪魔をしないように部屋へ静かに入ってください。
ご協力をお願いいたします。
ありがとうございました。
では、スヌーズレンをお楽しみください。

## 2. スヌーズレンルームの利用日誌

利用日誌

スヌーズレンの部屋の利用

| 年月日／時間 | 責任者の名前 | グループ名と人数 | テーマの重点 | 使う用具 | コメント |
|---|---|---|---|---|---|
|  |  |  |  |  |  |
|  |  |  |  |  |  |
|  |  |  |  |  |  |
|  |  |  |  |  |  |
|  |  |  |  |  |  |
|  |  |  |  |  |  |
|  |  |  |  |  |  |

## 3. 利用者の「観察用紙」

観察用紙

スヌーズレンルームは利用者にどのような効果をもたらしているか。

名　前：＿＿＿＿＿＿＿＿＿＿＿＿＿＿＿＿＿＿＿＿

年月日：＿＿＿＿＿＿＿＿＿＿＿＿＿＿＿＿＿＿＿＿

時　間：＿＿＿＿＿＿＿＿＿＿＿＿＿＿＿＿＿＿＿＿

| 活動 | 開放的・早い・積極的な方 ☐ | 打ち解けない・遅い・消極的な方 ☐ |
|---|---|---|
| 興奮 | 落ち着かない・緊張・刺激しすぎた方 ☐ | 落ち着いた・リラックスした・冷静な方 ☐ |
| 心境 | 不満・苛立たしい・悲しい方 ☐ | 満足・穏やか・嬉しい方 ☐ |
| 優位 | 支配的・状況を支配したい・とやかく言う方 ☐ | 待っている・観察的・刺激を受ける方 ☐ |
| その他の顕著な行動 | | |

サイン：＿＿＿＿＿＿＿＿＿＿＿＿＿＿＿＿＿＿＿＿

## 4．利用者の「心境の用紙」

　この用紙は、自分の気持ちをあまり細かく表現できない子どものために作られたものである。子どもの発達段階に応じて、この用紙を修正しながら使用する。スヌーズレンの前と後で記入し、10回のセッションは最低限行う。心境の度合いでスヌーズレンの効果を推測できるが、利用者のスヌーズレンのセッション前における心理・心情的な状態と活動度も考え合わせる必要がある。(『スヌーズレン―実践分野への適用―』と『スヌーズレン―もう一つの世界への招待―』(自著)は、このような観察状況を取り扱っている。Straßburg 2003, 3章参照)。

### あなたの気持ちはいまどうですか？

| ☺ | ☹ | ？ |
|---|---|---|
| よい □ | わるい □ | わからない □ |
| げんき □ | ねむい □ | わからない □ |
| たのしい □ | かなしい □ | わからない □ |
| おちついた □ | おちつかない □ | わからない □ |
| うれしい □ | うれしくない □ | わからない □ |

Name：_____
Date：_____
Time of Relaxation：_____

(この用紙はKatja Manhart（カッティア マンハート）氏がスヌーズレンのセミナー・プログラムの中で作成したものである)

## 5．スヌーズレンルームの計画に関するチェック表

### スヌーズレンルームの計画

**部屋**
☐広いドア（バリアフリー、1m 以上の幅）
☐よい換気扇
☐カラー・デザイン（白に近い色）（目に優しい色）
☐スクリーンとして使える壁の面
☐床のカバー（車椅子の利用者のために滑り止めをつける）
☐車椅子のための空いたスペース
☐暖房（カバー）
☐循環系の暖房（床面暖房は空いたスペースの下のみ）
☐トイレと手洗い場
☐スヌーズレンルームの玄関にあるクロークと下駄箱

**照明**
☐天井照明器具（微妙な調整のできる調光器で調整する）
☐追加の間接照明
☐携帯型の照明器具（スタンド）
☐光源を個別的に調整できる
☐全照明器具は微妙な調整の出来る調光器で調整できる

**座臥具（クッション・毛布など）**
☐心地よい、対象者に合わせた座臥具
☐表面が滑らかで防水された座臥具
☐異なる高さのある臥面
☐十分な量の、すべてのサイズのクッション・毛布・毛皮
☐洗濯のできる座臥具のカバー

## スヌーズレンの器材

### ウォーターベッド
☐ 丈夫な台枠
☐ 水を（再度）満たしたら、気泡を押し出す
☐ 6か月毎に、水と抗菌性の溶液を再び満たす
☐ サウンドウォーターベットの場合、スピーカーまでのケーブルの接続
☐ 洗濯のできるカバー

### バブルチューブ
☐ 単色でまたは色旋回板で（ゆっくりと回るモーター）
☐ 水の中で浮かぶ対象があってもよい（例えば、調整できる玉や気泡）
☐ 定期的に蒸留水で満たす（藻類と石灰沈着の除去対策）
☐ ポンプを音が聞こえないように置く
☐ 12 Vの安全な低電圧
☐ 壁や天井の取り付け
☐ 背景の鏡（割れない、歪まないような丈夫な鏡の材質）

### ミラーボール
☐ 部屋の中心には掛けない
☐ ゆっくりと回り、静音タイプのモーター（1分間で1回転）

### スポットライト
☐ 色旋回板有りか無し（自分で作ってもよい）
☐ ミラーボールの方に向ける（他の場所もライトアップできるための旋回スタンド）

### 液体プロジェクター
☐ 基本器材：3枚のカラーディスク（1分間で半回転）（原色、液体板、雲、夕暮れ）

☐旋回スタンド

**ファイバーグロー、ファイバーカーテン、ファイバー噴水**
☐3〜5mのファイバー（ファイバーの色の変化の速さを調整できる）
☐色旋回板有りか無し
☐ファイバーの先端が溶接されていて、きずがない

**音楽**
☐CDプレーヤーとアンプ（リモコン有り）
☐部屋の隅にスピーカーを設置

**他の用具・器材**
☐ブラックライト
☐玄関に間仕切りとして使う蛍光性のチューブ（再配置可能）
☐天の川または星のカーペット（ゆっくり回る色旋回板有り）
☐映写機（向こう側の壁に投影する）
☐間仕切りとして使う可動な壁
☐防虫網
☐材料・道具（小物）・音響システム用器材のクローゼット（滑らかな白）

**投影面**
☐鏡を飾る材料（壁と天井のため）
☐動く彫刻（必要な場合のみ天井に掛ける）
☐蛍光性の器材（玉・輪）
☐触覚の材料（玄関のみに）

**安全対策**
☐出口は蛍光性の目印がついている
☐家具は耐火製のもの（燃えにくい）
☐部屋や家具には鋭い角がない（コーナーガードが施されている）

- □出過ぎた取っ手や鍵がない
- □階段に照明が付いている、または蛍光性の縞(ストライプ)が付いている
- □玄関には消火器がある
- □部屋の中には(携帯)電話と緊急電話番号がある
- □電気・電子の器材は電子安全対策(EPM)の印がついている
- □電気・電子の器材の取り付けは必ず資格を持っている電気工だけが行う
- □部屋の電気を部分的に12Vや24Vの低電圧に変圧する
- □ファイバーグローの先端が溶接されていて、きずがどこにもない

## 6. スヌーズレン器材の販売会社／スヌーズレン器材の販売元

ここにはスヌーズレンルームの設置に関する専門の会社の連絡先をあげた。これらの会社ではスヌーズレン器材を販売している。例えば、知覚とリラクゼーションを促進する器材などである。

| | |
|---|---|
| AB Handicap Help<br>Hovedgaden 55D l<br>2970 Hyrsholm<br>Danmark<br>Tel.: 0045 457 66006<br>Fax: 0045 457 66460<br>E-mail: info@abhh.dk | Komi-Kapp Rehatek<br>Rörkullsvägan 7<br>30241 Halmstad<br>Sweden<br>Tel.: 0046 (0) 35 53860<br>Fax: 0046 (0) 35 53240<br>Rehatek: Tel.: 0046 (0) 340 666870<br>Fax: 0046 (0) 340 666879<br>E-mail: info@rehatek<br>Internet: www.komikapp.se |
| Barry Emons<br>Aangepast Spelmateriaal b.v.<br>Hoefslag ll<br>5411 LS Zeeland (Nr. Br.)<br>Netherlands<br>Tel.: 00486-45-2626<br>Fax: 00486-45-2838<br>E-mail: snoezel@barryemons.nl<br>Internet: www.barryemons.nl | M.Shalev Rehabilitation Equipment<br>20 Hasatat street<br>Ind. Area HOLON, Israel<br>Tel.: 00972 3 5594321<br>Fax: 00972 3 5506577<br>E-mail: mshaleveg@hotmail.com |
| Flaghouse<br>235 Yorkland Blvd.<br>Suite 300<br>North York, ON M2j4y8<br>Canada<br>Tel.: 800.265.6900 or 416.495.8262<br>Fax: 800.265.6922 or 416.495.8458<br>E-mail: flaghousecanada@flaghouse.com<br>Internet: www.flaghouse.com | Sport-Thieme GmbH<br>Helmstedter Straße40<br>38368 Grasleben<br>Germany<br>Tel.: 0049 05357 18181<br>Fax: 0049 05357 18190<br>E-mail: info@sport-thieme.de<br>Internet: www.sport-thieme.de |
| 有限会社コス・インターナショナル<br>〒 105-0014<br>東京都港区芝 3-24-1 駿河ビル１階<br>日本<br>Tel.: 03-5443-5890<br>Fax: 03-5443-5895<br>Internet: www.ikilife.net/kosu.htm | Wehrfritz GmbH<br>August-Grosch-Strasse 28-38<br>96476 Bad Rodach<br>Germany<br>Tel.: 0049 (0) 9564 929-0<br>Fax: 0049 (0) 9564 929-224<br>E-mail: wehrfritz@wefi.de<br>Internet: www.wehrfritz.de |

## 本書について

　本書は全3章で構成されている。第1章は、スヌーズレンの系統的・教育的および神経学的基礎を概説している。第2章は、スヌーズレンルームの計画と設置に関する詳細な情報を提供し、必要な器材すべてをまとめた詳細なチェックリストは巻末の付録に示している。最後の第3章は、スヌーズレンの実践に関するすべてについて述べている。

　著者のマーテンス博士は、教師と他の専門家が、異なる目標をもつグループの人たちとともにスヌーズレンルームを実際的な単元として実践するための実例をいろいろと例示している。

　それぞれの単元はおよそ60分間で、さらにいくつかの細かい段階で構成されている。

　本書の対象は、主に作業療法士と理学療法士の他、高齢者施設、障害者支援施設とホスピス、リハビリテーション・クリニックの職員である。

　また精神障害のある人びと（子ども、若者、大人）の介護をしている多くの施設は、スヌーズレンルームを持っている。

　さらに、今日スヌーズレンは保育所と学校でも適用され始めている。

　また著者は、本書の他に2冊のスヌーズレンに関する本を出版している（『スヌーズレン―実践分野への適用―』『スヌーズレン―もう一つの世界への招待―』）。

　世界32か国の会員からなる国際スヌーズレン協会（ISNA）は、本書を熱心に推薦している。

　（国際スヌーズレン協会のホームページアドレスは、http://www.isna.de）

## 著者について

Krista Mertens(クリスタ マーテンス)博士は特別支援教育と医学と体育の学際領域を修学し、小・中・高等学校と特別支援学校の教師の資格を取得。そして10年以上にわたって、学校現場で生理学・政治・歴史・芸術・工作教育・体育の授業を担当した。その後、Marburg(マールブルグ)とWürzburg(ヴュルツブルク)の特別支援教育研究所の教官、Gießen(ギーセン)大学のリハビリテーションと特別支援教育研究所と体育学研究所、そしてErlangen-Nürnberg(エルランゲン ニュルンベルク)大学の教育学部の研究員、そしてDarmstadt(ダルムシュタット)専門大学の教授を経て、1994年から現在までベルリンにあるフンボルト大学のリハビリテーション科学研究所の教授である。また、1996年ボストン大学で半年間客員教授として勤務した。

研究の重点は、運動による教育、精神運動、知覚発達、知覚支援である。また、障害者のための施設と家の内部と外部の空間の設計、それに高齢者と障害者の生活の質を改善することである。

30年以上に及ぶスヌーズレンの実戦経験を通して、スヌーズレンの心地よい雰囲気をすべての年齢層の人びとに体験してもらい、その教育的および治療的な研究を行うことで、スヌーズレンを教育方法的に論証し、科学的に根拠づけようとしている。

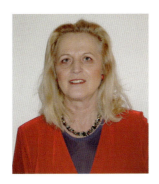

クリスタ・マーテンス博士

## 監訳者あとがき

　著者のクリスタ・マーテンス博士は、2012年にドイツで、"International Snoezelen Association (ISNA) Snoezelen Professional e.V."を組織し、自ら代表となり、世界各国でスヌーズレンの国際資格セミナーを開催している。マーテンス博士は、2003年にオランダのほぼ中央に位置するエデの町にあるハルテンベルグセンターで開催された第2回国際スヌーズレンシンポジウムにおいて、世界に先駆けてスヌーズレンの専門資格の必要性を訴えた先駆者である。

　マーテンス博士は、自らスヌーズレンの実践面と理論面について長年にわたって研鑽を積まれ、スヌーズレンの国際的に認定される資格セミナーのプログラム（12日間）を開発し、これまでドイツをはじめヨーロッパや韓国、日本などで、資格セミナーを開催している。

　日本では、私がマーテンス博士を講師として招聘し、2013年と2014年に6日間ずつの計12日間におよぶ国際資格セミナーを主催し、私を含む13名がこの資格を取得している。参加者は、教師、保育士、看護師、作業療法士、理学療法士、社会福祉士、介護福祉士などの資格をすでに保有する人たちで、この保有する基礎資格の上に、スヌーズレンの専門資格を追加して取得するという意味で、一般に「国際スヌーズレン追加資格」と呼ばれている。日本では、スヌーズレンの理論と実践を専門に習得し、利用者の支援に当たることができる、という意味で「国際スヌーズレン専門支援士」という名称を使用できるように許諾をいただいた。

　今後、日本でもスヌーズレンの資格取得者が増えることを願うが、マーテンス博士の資格セミナーは日程が土・日の他に平日を含む連続6日間ということもあり、参加するにはかなりの無理がある。今後、参加者が参加しやすいように、例えば土・日に数回に分けて資格セミナーを開催するなど、わが国の実情に合った資格プログラムの検討が必要ではないかと思われる。

　最後に、本書がスヌーズレンの研修会において、基本テキストとして大いに活用されることを願うものである。

2015年8月3日

　　　　　　　　　　　　　　　　　　　　　　　監訳者　姉崎　弘

# Snoezelen

## スヌーズレンとは

スヌーズレンは、70年代の半ばのオランダの重度知的障がいを対象にした施設で、一種の教育的刺激を与える環境設定方法として始まりました。スヌーズレンの語源は、オランダ語のSnuffelen（くんくん匂いを嗅ぐ）Doezelen（うとうとする）という2つの言葉から出来た造語で、乳児期から持ち合わせている感覚、見る・聞く・触る・嗅ぐといった感覚環境のバリアフリーともいえるものです。自ら好きなものを選び楽しむことができ、その楽しさを基盤に「心身の緊張がほぐれる」「穏やかになる」「コミュニケーションがとりやすくなる」などの療法的効果が報告されています。

スヌーズレンは最初重い障害を持つ人々の施設で使用され始めたものですが、現在では家庭や学校、病院、老人福祉施設、企業などでも使用されています。また障がいをお持ちの方だけでなく、介助者も一緒に利用することによりリラックスでき、精神的にもゆとりができて結果的に質の高い介助を行うことができると注目されています。

## プラン図

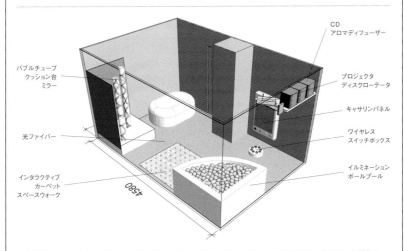

お部屋のスペース、御予算に応じてプランニング、見積りさせていただきます。お気軽にお問い合わせ下さい。

(株)ピーエーエスは英国ロンパ社の日本総代理店です。別冊スヌーズレンカタログをご用意していますのでお問い合わせ下さい。
商品のご購入を検討されているお客様に納得して購入いただくために、レンタルセットをご用意しています。
ご希望のお客様は株式会社ピーエーエスまでご連絡下さい。

### 株式会社 ピーエーエス

562-0031 大阪府箕面市小野原東1丁目3番21号
TEL 072.727.0521　時間：9:00 -18:00
FAX 072.727.0522　URL www.pas21.com
受付：月-金曜日（土・日・祝祭日・GW、夏季、年末年始等を除く）

心地よさの中に生まれる
元気をカタチに。

**pas**

スヌーズレンをご検討されている方にオススメ！！

**ブラックライトで光る**

# ネオンプリントサービス

トナープリンターで印刷できる

■ 三笠ネオントナーの特徴

- ネオントナー3色を使用し通常インクでは出せない鮮やかな色彩が再現でき、ブラックライト下で発光する印刷物が印刷可能
- 手でイラストを1枚づつ書かないため何枚でも同じものを作成することが出来る
  (パソコン上で作成したイラストデータが必要になります。)

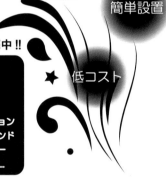

A4からA0と幅広い印字サイズの印刷が可能

簡単設置

低コスト

ネオントナーを使用した蛍光グッズも販売中!!

| 蛍光折り紙 | 蛍光Tシャツ | 蛍光パネルシアター | |
| 蛍光うちわ | 蛍光ジェルネイル | 蛍光名刺 | 蛍光和凧 |
| 蛍光時計 | 蛍光紙芝居 | 蛍光砂 | 蛍光クレヨン |
| 蛍光和墨 | 蛍光朱肉 | 蛍光和傘 | 蛍光シリコンゴム |
| 蛍光積み木 | 蛍光切り絵 | 蛍光キューブ | 蛍光クッション |
| 蛍光バンド | 蛍光タトゥ | 蛍光コースター | 蛍光スタンド |
| 蛍光缶バッジ | 蛍光七夕ツリー | 蛍光クリスマスツリー | |
| 蛍光パネル | 蛍光ブロック | 蛍光クリアファイル | ect... |

フルカラー蛍光トナープリンターショールーム開設　東京 山口　実際に動かしてみることも、さまざまなサンプルを手に取ってみることも可能です。ご予約の上、お立ち寄り下さい。

■ 資料のご請求、その他ご質問については下記連絡先にお気軽にお問い合わせください。

**TEL : 083-974-6331 / 083-973-2804**
**E-mail : snoeze@mikasasangyou.co.jp**

**mikasa**　三笠産業株式会社
山口県山口市小郡山手上町1-10
URL : http://www.mikasasangyou.co.jp/

優れた機能及びカラフルで夢のある
デザインの商品を提供します。

- スヌーズレン　〜ショールーム

  弊社ショールームでは、小規模スヌーズレン・ルームの他、各種スヌーズレングッズ、感覚刺激グッズ等を取り揃えています。見学を希望される方は事前にご連絡下さい。

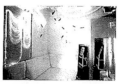

- スヌーズレン　〜機器のお貸し出し

  スヌーズレン機器の中でも人気のあるバブル・ユニット、サイド・グロウ、プロジェクター関係、ミラーボール、スポットライト、バイブレーション・ビーンズ・クッション等、数多くの視覚、聴覚、触覚、嗅覚等の感覚刺激商品をご用意しています。ご希望の方は、下記問い合わせ先までご連絡下さい。

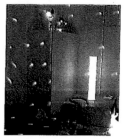

- スヌーズレン　〜ご提案・設計・施工

  スペース、ご利用者またご予算に合わせ、最適なスヌーズレン・ルームやコーナー等を提案させて頂きます。レイアウト図面、お見積りを作成致しますので、ご相談下さい。

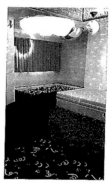

- スヌーズレン　〜講演・ワークショップ

  スヌーズレンの基礎講演また体験セミナー等をご要望に合わせ、ご希望の場所で開催させて頂きます。また定期的基礎セミナーの開催も予定しています。

---

お問い合わせ先

有限会社　コス・インターナショナル
〒105-0014　東京都港区芝3-24-1
TEL：(03)5443-5890　FAX：(03)5443-5895
E-mail：kos@kosint.co.jp

■著者紹介
**Krista Mertens**（クリスタ・マーテンス）
現　在　ISNA Snoezelen Professional e.V. 代表。前ドイツ・フンボルト大学第4哲学部リハビリテーション科学研究所教授（博士）。2002年にフンボルト大学で、創始者の一人アド・フェアフールと共にISNA（国際スヌーズレン協会）を共同で創設。前ISNA共同代表。
　毎年、世界各国でスヌーズレンの国際資格セミナーの講師を担当している。

■監訳者・訳者紹介
監訳　姉崎　弘（あねざき・ひろし）
現　在　学校法人西大和学園　大和大学教育学部教授。日本スヌーズレン総合研究所所長。前ISNA日本支部長。国際スヌーズレン専門支援士（国際スヌーズレン追加資格）を取得。特別支援教育士スーパーバイザー、自閉症スペクトラム支援士（**Expert**）。
　近年、「スヌーズレン教育」の概念を提唱し、特別なニーズのある子どもに教室でスヌーズレンを活用することで、子どもをストレスから解放し安心感と満足感を導き好ましい学習態度を育むことで、子どものもつ本来の能力を引き出す教育を探求している。また小・中・高等学校等に、子どもが気持ちを落ち着かせ、学習に集中して取り組めるように、特別支援教室の1つとして安全・安価な「スヌーズレンの部屋」の設置を提言している。
　ホームページ：http://www.snoezelen-research.jp

主要著書・訳書　『重度知的障がい者のここちよい時間と空間を創るスヌーズレンの世界』監訳（福村出版）『特別支援教育（第3版）』単著、『特別支援学校における重度・重複障害児の教育（第2版）』単著（以上、大学教育出版）、『スヌーズレンの基本的な理解』編著（国際スヌーズレン協会日本支部）、『保・幼・小・中・高校における発達障害のある子を支援する教育』単著、『特別支援教育とインクルーシブ教育』単著（以上、ナカニシヤ出版）、『新教育課程に基づく特別支援学級の新しい授業づくり』編著（明治図書）他。

訳者　Mathias Anders（マティーアス・アンデルス）
　ドイツ・フンボルト大学第2数学自然科学部情報学科卒業。
　現在　ベルリン市のGraebert GmbHでCAD（コンピュータ支援設計）のソフト開発に取り組んでいる。
　学生時代にマーテンス博士のもとでスヌーズレンの研究に従事する。これまで、バイオシグナルを用いたスヌーズレンの効果に関する研究を行い、国際スヌーズレン学会で独語・英語・日本語の通訳として活躍している。

スヌーズレンの基礎理論と実際
―心を癒す多重感覚環境の世界― ［第 2 版］復刻版

2015 年 8 月 29 日発行

著　者　　クリスタ・マーテンス
監訳者　　姉崎　弘
訳　者　　マティーアス・アンデルス
発行所　　学術研究出版／ブックウェイ
　　　　　〒670-0933　姫路市平野町62
　　　　　TEL.079（222）5372　FAX.079（223）3523
　　　　　http://bookway.jp
印刷所　　小野高速印刷株式会社

©Krista Mertens 2015, Printed in Japan
ISBN978-4-86584-042-1

乱丁本・落丁本は送料小社負担でお取り換えいたします。
本書のコピー、スキャン、デジタル化等の無断複製は著作権法上での例外を除き禁じられています。本書を代行業者等の第三者に依頼してスキャンやデジタル化することは、たとえ個人や家庭内の利用でも一切認められておりません。